Chiheb Said

La résistance plasmatique chez l'enfant obèse

Chiheb Said

La résistance plasmatique chez l'enfant obèse

Éditions universitaires européennes

Imprint

Any brand names and product names mentioned in this book are subject to trademark, brand or patent protection and are trademarks or registered trademarks of their respective holders. The use of brand names, product names, common names, trade names, product descriptions etc. even without a particular marking in this work is in no way to be construed to mean that such names may be regarded as unrestricted in respect of trademark and brand protection legislation and could thus be used by anyone.

Cover image: www.ingimage.com

Publisher:
Éditions universitaires européennes
is a trademark of
International Book Market Service Ltd., member of OmniScriptum Publishing Group
17 Meldrum Street, Beau Bassin 71504, Mauritius

Printed at: see last page
ISBN: 978-3-8416-7874-4

Zugl. / Agréé par: Sousse, Faculté de Médecine. Thèse 13.06.2013

Je dédie cette thèse

À mes adorables parents

Qui ont toujours été à mes côtés dans les pires comme dans les meilleurs des moments

Qui m'ont donné un modèle de labeur et de persévérance

A qui je dois ce que je suis

J'espère qu'ils trouveront une récompense à leurs efforts et un témoignage de ma reconnaissance et ma gratitude

Que je puisse ne jamais vous décevoir

Que Dieu vous protège, vous donne bonne santé, longue vie et plein de bonheur

À la femme de ma vie, mon adorable épouse Imen

Pour son soutien, son amour et sa compréhension

Que Dieu te garde, te protège et te procure santé, bonheur et réussite

À ma chère sœur Sana

Celle qui m'a guidé sur le chemin de la réussite

Celle qui a toujours été là pour moi

Je te souhaite plein de bonheur et de succès

À ma petite nièce Meriem

Que Dieu te protège

Je te souhaite tout le bonheur du monde

À la mémoire de mon grand père Said

Qui a toujours cru en moi

À la mémoire de mes grands parents Mohamed, Fatma et Brika

À la mémoire de mon beau père Taher

À ma belle mère Zakia

À mes beaux frères Mohamed Sedki, Anis et Mustpha

À ma belle sœur Ichraf

Aux petits Khalil, Youssef et Cyrine

A toute ma famille

Que je puisse être à la hauteur de vos aspirations

A toute la famille de mon épouse

A notre ami et Maître Docteur Mouldi Ben Arfa

A mes frères Malek, Aymen et Haythem

Je vous souhaite bonheur, santé et réussite

A tous mes amis

Amor, Riadh, Chelly, Guiton, Bouraoui, Nouri, Lion, Dou, Souleimen, Wajih, Houssem, Issam, Haythem , Firas, Ghanem, Mehdi, Aymen, Haythem, Nidhal et Saad

A tous ceux et celles dont l'oubli du nom n'est pas celui du cœur

Remerciements

A

NOTRE MAITRE ET PRESIDENT DU JURY
MONSIEUR LE PROFESSEUR

Koussay Ach

PROFESSEUR AU SERVICE D'ENDOCRINOLOGIE

CHU FARHAT HACHED SOUSSE

Vous nous faites un grand honneur en acceptant de présider ce jury.

Nous avons eu le privilège d'être parmi vos élèves et de profiter de votre grand savoir scientifique.

Votre compétence, votre gentillesse et vos qualités humaines ont suscité notre admiration.

Nous tenons à vous exprimer notre grande reconnaissance et notre profond respect.

A

NOTRE MAITRE ET JUGE

MONSIEUR LE PROFESSEUR

Abdelaziz Harbi

PROFESSEUR ET CHEF DE SERVICE DE PEDIATRIE

CHU SAHLOUL SOUSSE

Pour l'honneur que vous nous faites en acceptant de juger ce travail.

Pour l'enseignement que vous nous avez prodigués, pour l'accueil que vous nous avez réservé dans votre service.

Nous vous dédions ce travail en témoignage de notre reconnaissance pour vos qualités humaines et professionnelles.

A

NOTRE MAITRE ET JUGE

MONSIEUR LE PROFESSUR AGREGE

Imed Harrabi

PROFESSEUR AGREGE AU SERVICE D'EPIDEMIOLOGIE ET DE STATISTIQUES
MEDICALES

CHU FARHAT HACHED SOUSSE

Nous vous remercions d'avoir accepté de juger ce travail.

Nous avons pour vous de l'estime et du respect qu'imposent votre
sérieux et votre compétence.

Veuillez trouver dans ce travail l'expression de notre respect et nos
remerciements les plus sincères.

A

NOTRE MAITRE ET JUGE

MONSIEUR LE DOCTEUR

Imed Laatiri

DOCTEUR EN PHYSIOLOGIE AU DEPARTEMENT DE PHYSIOLOGIE A LA FACULTE DE MEDECINE DE SOUSSE

Pour l'honneur que vous nous faites en acceptant de juger ce travail.

Nous avons pu profiter de vos qualités professionnelles et humaines.

Veuillez trouver dans ce travail l'expression de notre profond respect.

A

NOTRE MAITRE ET DIRECTUER DE THESE

MONSIEUR LE PROFESSEUR

Zouhaier Tabka

PROFESSEUR ET CHEF DE SERVICE DE PHYSIOLOGIE ET DES EXPLORATIONS FONCTIONNELLES

CHU FARHAT HACHED SOUSSE

Cela était un grand honneur et un énorme plaisir d'être dirigé par vous durant la réalisation de ce travail. Vos conseils et votre rigueur nous ont été d'une aide inestimable.

Veuillez trouver dans ce travail, le modeste témoignage de ma profonde gratitude et mes sentiments respectueux.

A

NOTRE MAITRE ET DIRECTEUR DE THESE

MONSIEUR LE PROFESSEUR AGREGE

Haythem Debbabi

PROFESSEUR AGREGE AU SERVICE DE PHYSIOLOGIE ET DES EXPLORATIONS
FONCTIONNELLES

CHU FARHAT HACHED SOUSSE

Nous vous remercions du grand honneur que vous nous avez fait en
acceptant de diriger ce travail.
Veuillez trouver ici le témoignage de notre estime et notre
reconnaissance

A MONSIEUR LE PROFESSEUR

Hassen Ghannem

CHEF DE SERVICE DE SERVICE D'ÉPIDÉMIOLOGIE ET DE STATISTIQUES MÉDICALES
AU CHU FARHAT HACHED SOUSSE

A tout le personnel du département de physiologie à la faculté de
médecine de Sousse
et au service de physiologie et des explorations fonctionnelles au
CHU Farhat Hached Sousse

A tout le personnel du service d'épidémiologie et de statistiques
médicales au CHU Farhat Hached Sousse

TABLE DES MATIÈRES

TABLE DES MATIÈRES

INTRODUCTION

L'obésité est considérée comme l'un des problèmes de santé publique dont les conséquences physiques, psychologiques et métaboliques sont néfastes pour l'organisme. Elle est définie en calculant l'index de masse corporelle (IMC = poids en kilogramme / taille au carré) qui est égal ou supérieur à 30 chez l'adulte. (1) Chez l'enfant, elle est définie par un index de corpulence dépassant le 97e percentile correspondant à l'âge et au genre. (2)

Selon les données de l'organisation mondiale de la santé (OMS), un adulte sur dix dans le monde serait obèse.(1) En 2005, l'obésité a été responsable, par ses complications, de 35 millions de décès à l'échelle mondiale, soit la cinquième cause de décès.(1) En 2010, l'OMS a recensé près de 40 millions d'enfants dans le monde présentant un surpoids. Elle estime que la surcharge pondérale touche plus de 22 millions d'enfants de moins de 5 ans et que 10% des jeunes de 5 à 17 ans présentent un surpoids ou sont obèses.(3)

Comme l'obésité infantile fait le lit de l'obésité de l'adulte (4), plusieurs études menées à la fois dans les pays industrialisés et en voie de développement, indiquent une augmentation rapide du nombre d'enfants ayant un surpoids (5) et affirment le rôle de l'obésité dans la genèse des troubles cardio-métaboliques à l'âge adulte. (6,7,8,9)

La Tunisie fait face actuellement au phénomène de transition épidémiologique caractérisé par l'extension des complications secondaires à l'obésité telles que le diabète et les maladies cardiovasculaires ajoutées à leurs facteurs de risque. Cependant, très peu de données sont disponibles sur la distribution des facteurs de risque cardiovasculaires et particulièrement de l'obésité chez l'enfant. Par ailleurs, les travaux réalisés en Tunisie ont confirmé l'accroissement de l'obésité chez l'enfant, néanmoins ces études n'étaient établies que dans certaines régions urbaines. (10,11)

Il est actuellement admis que l'obésité est à l'origine des lésions d'athérosclérose qui sont le résultat d'une longue évolution d'un processus pathologique qui débute dès l'enfance. Une étude portant sur le profil lipidique de l'enfant et l'adolescent obèses réalisée par Khlifi N. & al a identifié la prédisposition de l'enfant obèse à développer à l'âge adulte différentes anomalies métaboliques, et ainsi devenir une victime des maladies cardiovasculaires à un âge précoce. (12) D'autres travaux ont montré que l'âge d'apparition de l'obésité semble être un facteur déterminant dans l'évolution de la surcharge pondérale des enfants puisque plus de 50% d'entre eux le restent à l'âge adulte. (13)

L'obésité est souvent associée à des anomalies métaboliques. Elle expose au risque de co-morbidité immédiate et de l'apparition de complications cardio-métaboliques.(14) La distribution du tissu adipeux au niveau central est à l'origine d'un syndrome métabolique qui est défini, selon la Fédération Internationale de Diabète (IDF), par une obésité centrale, déterminée par un tour de taille (TT) supérieur ou égal au 95ème percentile, associée obligatoirement à deux des éléments suivants : une pression artérielle systolique (PAS) supérieure ou égale à 130 mm Hg ou une pression artérielle diastolique (PAD) supérieure ou égale à 85 mm Hg, une triglycéridémie supérieure ou égale à 1,7 mmol/L ou HDL Cholestérol inférieur à 1,03 mmol/L et une glycémie à jeun (GAJ) supérieure ou égale à 5,6 mmol/L. (15,16) Dans d'autres études, le syndrome métabolique se résume à une association d'adiposité centrale, une résistance à l'insuline, une dyslipidémie et une hypertension artérielle. (17,18)

L'obésité est considérée comme l'élément central dans la constitution du syndrome métabolique.(19,20,21) Elle est la conséquence finale d'un bilan énergétique positif chronique, régulé par un réseau complexe faisant intervenir les tissus endocriniens et le système nerveux. (10)

Le tissu adipeux est actuellement reconnu comme un organe endocrine et paracrine.(22) Il génère une activité métabolique élevée sécrétant des peptides, des adipokines telles que la Résistine, la Leptine, l'Adiponectine et la Visfatine. (23,24,25) L'Adiponectine est une protéine de 28 KDa composée de 244 acides aminés. Elle a été découverte dans les années 90. Son rôle est de protéger les vaisseaux contre l'athérosclérose.(26) D'autres cytokines sont également sécrétées par le tissu graisseux comme l'Interleukine-6 (IL-6), le facteur de nécrose tumoral Alpha (TNF Alpha) et la protéine C-réactive (CRP).(27,28)

L'évaluation du taux des adipokines telles que le TNF-alpha, l'IL-6 ou la CRP, présente un intérêt considérable dans l'identification des risques de survenue des maladies cardiovasculaires et dans leur prévention. Une étude réalisée, par Mauras N. & al, sur un échantillon d'adolescents aux Etats Unis, indique que le taux élevé de CRP est un signe majeur accompagnant le SM et les maladies cardiovasculaires.(29) Ainsi, cette démarche est très intéressante dans le dépistage et l'évaluation du risque.

Le développement important du tissu adipeux aboutit à une extension des adipocytes au dépend du tissu interstitiel. Il en résulte une mauvaise vascularisation engendrant une hypoxie au niveau du tissu graisseux. En réponse à cette diminution du débit d'oxygène, le tissu adipeux secrète des adipokines et des cytokines. Une infiltration macrophagique se met en place, témoin d'un état inflammatoire de bas grade au long cours.(24) Cette inflammation chronique est un élément essentiel dans le développement de pathologies auto immunes et chroniques, ainsi que dans l'entretien du syndrome métabolique. (30) En outre, le tissu adipeux est à l'origine de la sécrétion de Résistine. Celle-ci engendre un état de résistance à l'action de l'insuline au niveau des tissus cibles tels que le foie et le muscle.(11)

La Résistine est une protéine de 12,5 KDa composée de 108 acides aminés secrétée par le tissu adipeux ainsi que par d'autres cellules comme les monocytes circulants ou les macrophages. Elle a été découverte en 2001 par Mitchell A. & al. Son lien avec l'insulinorésistance a été démontré dans plusieurs études comme étant un indice de résistance et son taux est inversement lié à celui de la sensibilité à l'insuline. Chez l'Homme sain, le gène de la résistine n'est que faiblement exprimé.(31)

La résistance à l'insuline est définie par une réponse métabolique et biologique insuffisante par rapport à un niveau d'insulinémie normal.(32) Elle est quantifiée par le HOMA IR (Homeostasis Model Assessment of Insulin Resistance) qui est un standard de mesure.(33)

Des études, faites au niveau national, se sont intéressées aux composantes du syndrome métabolique comme la résistance à l'insuline ou l'obésité, sans pour autant, traiter le sujet dans sa globalité et déterminer les conséquences engendrées par le développement du syndrome métabolique à long terme.(34,35) Il est important de souligner le rôle de la résistance à l'insuline dans la genèse et l'entretien des manifestations pathologiques du syndrome métabolique.(36) Une hyperglycémie prolongé provoque un accroissement de la sécrétion d'insuline et la diminution du pool d'insuline pancréatique en réponse à l'hyperinsulinisme. Un diabète de type 2 se développe secondairement. (32)

Le sujet obèse présente une activité lipolytique accrue (37), le taux d'acides gras libres s'élève, de même que le taux des triglycérides, ce qui engendre la formation de plaques d'athérome responsables des manifestations cardiovasculaires secondaires.(38) Une étude américaine récente a identifié que le profil lipidique d'un enfant en surpoids est en relation avec la genèse d'un diabète de type 2 ainsi que des maladies cardiovasculaires à l'âge adulte.(39) D'autres équipes tunisiennes insistent sur la nécessité de la prise en charge de l'obésité de façon précoce et proposent son intégration dans un programme national de prévention.(40,41)

Il n'existe pas, à notre connaissance, de travaux qui se sont intéressés aux profils plasmatiques de la Résistine chez l'enfant obèse afin de quantifier la résistance à l'insuline. (42,43,44) Néanmoins, certaines études ont traité le sujet en utilisant l'indice HOMA IR.

Tout au long de ce travail, nous avons testé l'hypothèse suivante: des concentrations plasmatiques élevées en résistine chez des enfants obèses pourraient-elles jouer un rôle important dans l'homéostasie énergétique et les maladies cardiovasculaires grâce à un mécanisme central ou périphérique selon la présence des composantes du syndrome métabolique ?

Ainsi, cette étude comporte deux objectifs :

Analyser dans un premier temps les concentrations de résistine et identifier une éventuelle inflammation chronique systémique de bas niveau chez des sujets obèses (Ob) et chez ceux atteints du syndrome métabolique (Ob-SM) par rapport aux contrôles normo-pondéraux appariés en âge, genre et stades pubertaires (CO).

Dans un deuxième temps, rechercher les corrélations entre la résistine et les variables anthropométriques, les facteurs de risque cardiovasculaires, les marqueurs inflammatoires et le HOMA-IR en fonction de la présence du SM.

Matériels & Méthodes

1- TYPE D'ÉTUDE ET PARTICIPANTS :

Il s'agit d'une étude descriptive transversale qui a été réalisée sur un échantillon de deux cents enfants obèses âgés entre 12 et 15 ans scolarisés dans des collèges de la région du centre de la Tunisie. Ces adolescents ont été sélectionnés par un échantillonnage en grappe à deux niveaux:

1. Trois collèges parmi 39 étaient choisis au hasard.

2. L'échantillon a regroupé des enfants issus de milieux urbains et ruraux.

Avant leur intégration définitive dans l'étude, ils ont subi un examen clinique complet réalisé par un médecin pédiatre, visant à s'assurer de l'absence de contre-indications médicales telles que :

➢ Des symptômes respiratoires au cours des quatre derniers mois avant le protocole.

➢ Des maladies cardiaques ou toute autre maladie respiratoire chronique.

➢ Une intervention chirurgicale au niveau du nez, de l'abdomen ou de la poitrine.

➢ Le tabagisme actif.

Tous ces critères sont susceptibles de contrarier le bon déroulement du protocole et d'interférer avec les résultats. En se basant sur ces critères, 50 adolescents appartenant à l'échantillon initial ont été exclus. D'autre part, 28 participants ont été également écartés en raison de paramètres biochimiques incomplets.

En raison du jeune âge des sujets, cette enquête a été menée avec prudence et dans le respect total du droit de l'intégrité des personnes. Nous avons demandé des autorisations au ministère de l'éducation nationale par l'intermédiaire des directions régionales de l'enseignement, à la direction des collèges et aux parents des enfants sélectionnés. Ceux-ci ont signé une fiche d'informations et un accord de participation attestant l'inclusion de l'enfant au sein de la population à l'étude. (Annexe 1 et 2)

En définitive, 122 enfants obèses (65 garçons et 57 filles) étaient inclus dans l'étude avec un indice de masse corporelle supérieur au 97ème percentile. Ces sujets ont été répartis selon la présence des caractéristiques du SM : simple obèse sans SM (Ob) et obèse avec SM (Ob-SM).

41 sujets sains normo-pondéraux, dont 21 garçons et 20 filles, étaient également choisis au hasard dans d'autres collèges et faisaient partie du protocole comme des contrôles (CO).

2- MESURES ANTHROPOMÉTRIQUES ET CARDIOVASCULAIRES:

L'examen clinique subi par les participants comporte les mesures suivantes:

> ➢ Le poids des sujets a été mesuré avec une balance électronique calibrée. La taille a été quantifiée au moyen d'une toise. Pour ces deux paramètres, la bonne position pour la mesure a été respectée : les pieds joints, les jambes tendues, le regard fixant l'horizon et les bras allongés le long du corps.
> ➢ Les tours de taille et de hanche ont été également mesurés au millimètre près au moyen d'un mètre ruban.
> ➢ L'IMC a été calculé, pour chaque sujet, selon la formule suivante: **[Poids (kg)/Taille (m²)]**.
> ➢ L'obésité a été diagnostiquée en référant les valeurs de l'IMC, retrouvées chez les participants, aux courbes de corpulence établies selon le genre. (Annexe 3 et 4)
> ➢ Le pourcentage de masse grasse (MG) a été estimé à partir des deux plis cutanés tricipital et sous-scapulaire selon la formule de Slaughter par une pince de marque Harpenden.

Pour le pli cutanée du triceps, la technique consiste à ce que le sujet se tienne debout, les bras tombant de chaque côté ; la mesure se fait à l'arrière du bras, à mi-distance entre la pointe de l'acromion et l'olécrane.

Pour le pli cutané sous-scapulaire, le sujet est debout, les épaules détendues et les bras le long du corps. A partir de la pince formée par le pouce et l'index de l'évaluateur, celui-ci soulève le pli cutané de façon à former une ligne diagonale du bord interne de la scapula à un point situé un centimètre en dessous de l'angle inférieur.

Pour les enfants avec des plis cutanés sous-scapulaire et tricipital strictement inférieurs à 35 mm, les formules suivantes ont été appliquées :

➔ Pour les garçons: **%MG = [1,21 x (somme des 2 plis)] ² - [0,008 x (somme des 2 plis)] - 1,7**

➔ Pour les filles: **%MG = [1,33 x (somme des 2 plis)] ² - [0,013 x (somme des 2 plis)] - 2,5**

Pour les enfants avec des plis cutanés sous-scapulaire et tricipital supèrieurs à 35 mm, le pourcentage de MG était calculé selon la formule suivante:

➔ Pour les garçons: **% MG = [0,783 x (somme des 2 plis)] - 1,7**

➔ Pour les filles: **% MG = [0,546 x (somme des 2 plis)] + 9,7**

Ce pourcentage de masse grasse permet de calculer la masse maigre (MM) exprimée en kilogramme selon la formule suivante:

Poids en (kg) – [(Poids en kg x Masse grasse en (%)].

Les stades de puberté ont été évalués selon les classifications de Tanner par un pédiatre. Les enfants pré-pubères appartiennent au stade I. Les enfants pubères appartiennent aux stades II et III. Les enfants post-pubères appartiennent aux stades IV et V.

La pression sanguine systolique et diastolique a été mesurée à deux reprises pour le même participant, dans une situation de repos, avec un tensiomètre anéroïde et avec une taille de brassard appropriée. La moyenne de ces deux enregistrements était utilisée pour des analyses ultérieures.

3- PARAMÈTRES BIOCHIMIQUES :

Les prélèvements sanguins veineux ont été réalisés dans les conditions basales (8 heures du matin, après un jeûne de 12 heures et un sommeil de 9 heures). Les échantillons ont été collectés dans des tubes qui contiennent l'EDTA et ont été immédiatement centrifugés à 4°C. Après centrifugation, les sérums ont été congelés à - 80° C jusqu'à analyse. Les concentrations plasmatiques en résistine ont été déterminées par dosage ELISA. Les concentrations plasmatiques d'insuline ont été déterminées par dosage immunoradiométrique (IRMA). La résistance à l'insuline a été calculée au moyen d'un modèle d'homéostasie de résistance à l'insuline (HOMA-IR) selon la formule suivante:

[Concentration plasmatique basale en insuline (μU/mL) $\times$ concentration plasmatique basale de glucose (mmol/L)] /22,5.

Le taux de l'index HOMA IR définissant un état de résistance à l'insuline est fixé comme étant supérieur à 3,16 selon les critères de la NCEP ATP III. Les concentrations plasmatiques d'IL-6, du TNF alpha et de la CRP ont été déterminées en utilisant la technique ELISA. Les concentrations plasmatiques en cholestérol total, en triglycérides, en HDL Cholestérol et en glucose ont été mesurées chez l'ensemble de nos sujets en utilisant la technique standard. Les LDL Cholestérol ont été calculées selon la formule de Fredewald. Les taux des Apolipoprotéines A-I (Apo-A-I) et les Apolipoprotéines B (Apo-B) ont été mesurés en utilisant les réactifs Behring. Les taux plasmatiques de glucose étaient mesurés avec un dispositif automatisé.

4- ANALYSES STATISTIQUES :

La saisie et l'analyse des données ont été réalisées par les logiciels Excel 2007 et SPSS version 17.0. La moyenne et la déviation standard sont calculées pour chaque paramètre. La normalité de la distribution était vérifiée pour tous les paramètres avec le test Kolmogorov-Smirnov. Les analyses de corrélation S2pearman étaient utilisées pour étudier les relations entre les variables anthropométriques, inflammatoires et les facteurs de risque cardiovasculaires ainsi que la résistine et le HOMA-IR. Les analyses de régression multiples ont été réalisées pour déterminer le facteur prédictif de la résistine et du HOMA-IR après un ajustement des variables de confusion tels que l'âge, le genre et le stade de puberté. La comparaison entre les groupes a été réalisée en utilisant le test non apparié pour les paramètres à distribution normale et le test de Mann-Whitney pour les paramètres à distribution. Le coefficient de corrélation r de Spearman entre deux facteurs est significatif quand la probabilité d'erreur est inférieure à 0,05.

RÉSULTATS

1- DONNÉES ANTHROPOMÉTRIQUES :

La population à l'étude a été répartie en trois groupes : des sujets obèses, des sujets obèses porteurs de syndrome métabolique et un groupe contrôle normo pondéral. Les différentes données anthropométriques à l'étude sont représentées sur le Tableau (1).

Tableau (1) : répartition des paramètres anthropométriques selon les groupes

	Contrôle	Obèse	Ob + SM
Garçon / Fille	21 / 20	29 / 36	36 / 21
Stade Tanner (I / II-III / IV-V)	4 / 17 / 20	5 / 30 / 30	3 / 18 / 36
Age (année)	13,6 +/- 0,9	13,6 +/- 1,1	13,7 +/- 1,1
Poids (Kg)	61,4 +/- 5,4	71,3 +/- 7,6	88,4 +/- 16,1
Taille (m)	1,64 +/- 0,05	1,60 +/- 0,07	1,65 +/- 0,06
IMC (Kg/m²)	22,6 +/- 1,1	28 +/- 2 ,3	32,5 +/- 5,2
Masse grasse	18,2 +/- 2,7	28,5 +/- 6,1	37,1 +/- 8,1
Tour de taille	66,7 +/- 5,6	94,1 +/- 6,0	107,5 +/- 10,4
Tour de hanche	73,2 +/- 5,4	104,8 +/- 6,4	113,7 +/- 9 ,2

Tous les paramètres des sujets des deux groupes Ob et Ob-SM sont significativement plus élevés que ceux des contrôles Co, à l'exception de l'âge. De plus, ces paramètres sont significativement plus élevés chez les groupes Ob-SM que chez les sujets du groupe Ob.

L'âge des sujets inclus dans notre étude varie entre 12 et 15 ans avec une moyenne de 13,7 +/- 1,1 ans. La figure (1) illustre la répartition de l'âge des sujets selon le groupe.

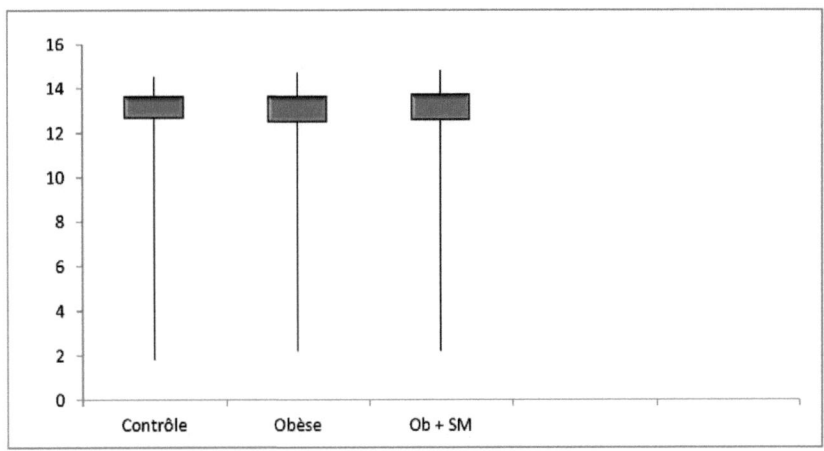

Figure (1) : Répartition des participants selon l'âge

Les sujets ont aussi été répartis selon le genre : nous avons recensé 65 garçons et 57 filles. Ces résultats sont illustrés dans la figure (2).

Nous avons trouvé que la présence du syndrome métabolique était plus marquée chez les garçons par rapport aux filles. En effet, 55,38 % des garçons ont présenté un syndrome métabolique contre 36,84% chez les filles.

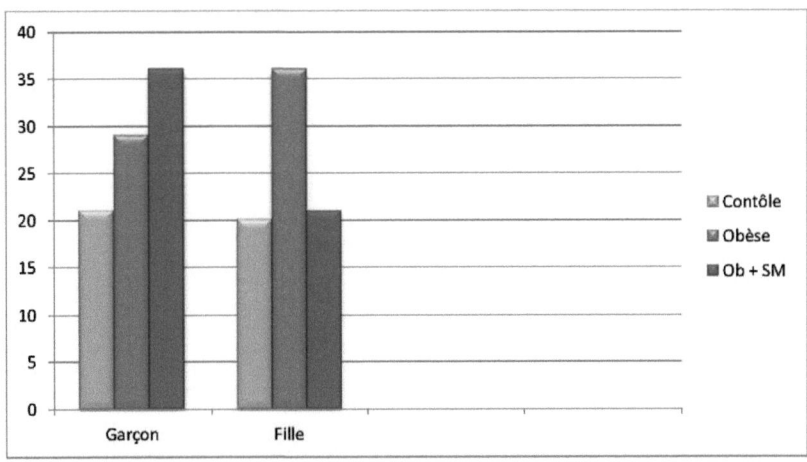

Figure (2) : Répartition de l'échantillon selon le genre

Comme l'âge des participants était situé entre 12 et 15 ans, nous avons noté, lors de l'examen médical, une différence dans le stade pubertaire (établi selon la stadification de Tanner). Nous avons réparti les participants en 3 groupes : le premier rassemble le stade I ; le deuxième regroupe les stades II et III et le troisième les stades IV et V. Dans le premier groupe, nous avons chiffré 8 adolescents dont 3 appartenaient au groupe Ob-SM. Le stade II et III a été retrouvé chez 48 participants dont 18 appartenaient au groupe Ob-SM. Enfin, les stades IV et V ont été perçus chez 66 adolescents.

La figure (3) illustre ces résultats.

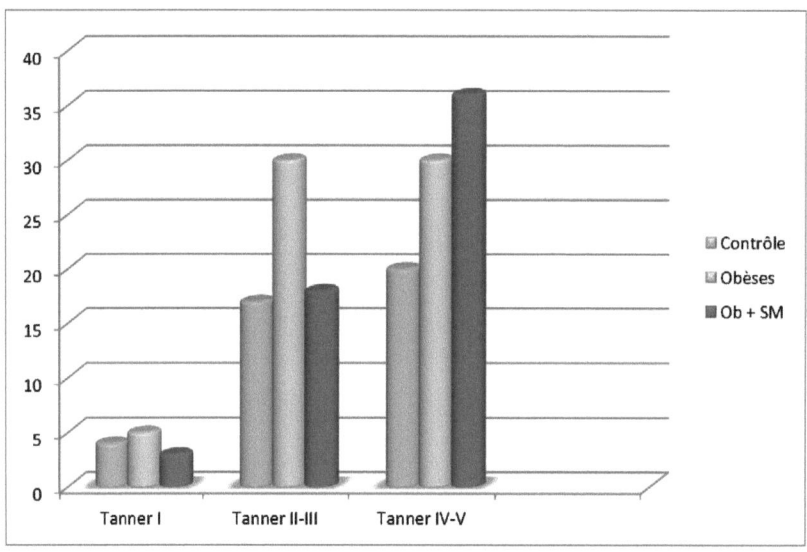

Figure (3) : Répartition selon le stade pubertaire
(Classification de Tanner)

Au cours de notre étude, nous avons calculé le taux de masse grasse par la formule de Slaughter et le taux de masse maigre selon la formule suivante : **[Poids en kg – (poids en kg x masse grasse en %)]**. Nous avons illustré les résultats sur la figure (4).

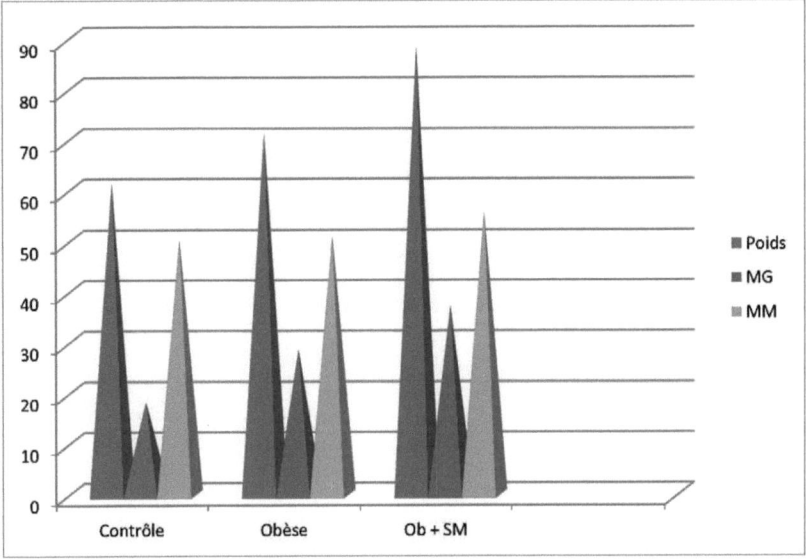

Figure (4) : Répartition des masses grasses et maigres chez les participants des trois groupes

2- DONNÉES BIOCHIMIQUES :

Les valeurs des triglycérides, de l'insuline, de la résistine, du TNF Alpha, de l'IL-6, de la CRP, du HOMA IR et des pressions artérielles systoliques et diastoliques sont présentées dans le tableau (2). Les taux mesurés chez les sujets du groupe Ob-SM sont significativement plus élevés que ceux trouvés chez les sujets du groupe Ob et Co.

Par ailleurs, les concentrations des LDL Cholestérol et du Cholestérol total ne montrent aucune différence significative entre les trois groupes.

Tableau (2) : Répartition des paramètres biochimiques selon les groupes

	Contrôle	Obèse	Ob + SM
Glycémie (mmol)	3,8 +/- 0,6	5,0 +/- 0,8	4,9 +/- 0,9
Insulinémie (μU/l)	8,3 +/- 2,4	20,7 +/- 4,5	25,1 +/- 5,1
HOMA IR	1,4 +/- 0,4	4,6 +/- 1,2	5,5 +/- 1,4
Triglycéridémie (mmol)	0,9 +/- 0,3	1,3 +/- 0,4	1,7 +/- 0,2
Cholestérol total (mmol)	4,1 +/- 0,6	4,1 +/- 0,9	4,3 +/- 0,8
HDL cholestérol (mmol)	1,2 +/- 0,3	0,6 +/- 0,2	0,5 +/- 0,2
LDL cholestérol (mmol)	2,9 +/- 0,6	2,9 +/- 0,9	3,0 +/- 0,8
PA systolique (mmHg)	119,9 +/- 5,1	129,0 +/- 5,5	135,7 +/- 4,9
PA diastolique (mmHg)	64,7 +/- 7,1	77,1 +/- 3,5	82,6 +/- 4,8
Résistine (ng/mL)	7,5 +/- 1,1	8,7 +/- 0,7	10,2 +/- 0,6
TNF Alpha (ng/mL)	3,7 +/- 1,1	7,1 +/- 1,1	8,5 +/- 1,0
CRP (ng/L)	3,1 +/- 0,8	4,7 +/- 0,7	5,6 +/- 0,8
IL-6 (ng/ML)	2,9 +/- 0,9	5,2 +/- 1,3	6,5 +/- 1,2

3- RÉSISTINE ET HOMA IR :

Les concentrations plasmatiques de la résistine sont significativement élevées chez les sujets du groupe Ob-SM (10.2 +/- 0.6 ng/mL)) par rapport aux sujets du groupe Ob (7.9 +/- 0.4 ng/mL) et aux sujets Contrôles (7.5 +/- 1.1 ng/mL).

Les résultats trouvés sont illustrés dans la figure (5).

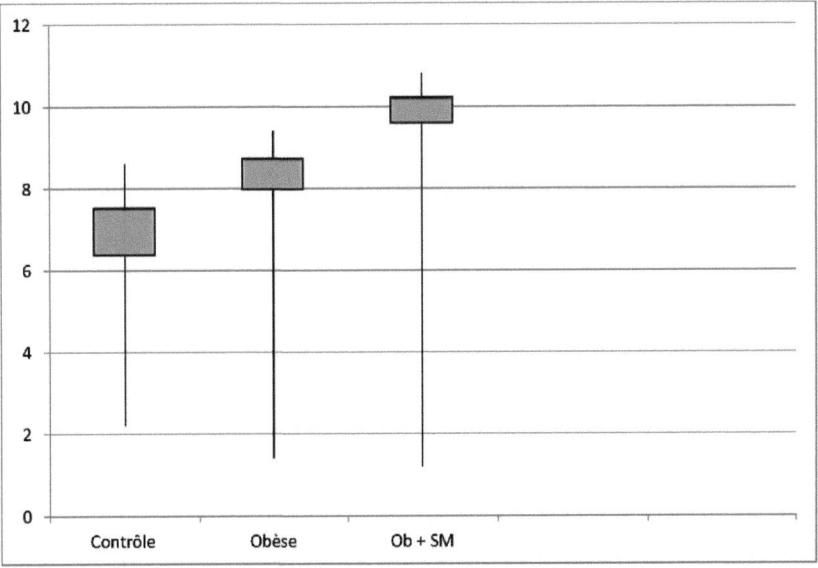

Figure (5) : Répartition des taux plasmatiques de Résistine selon les groupes

Le HOMA IR a suivi la même évolution que celle de la Résistine et des marqueurs pro inflammatoires, avec des valeurs significativement plus élevées chez le groupe Ob-SM en comparaison avec ceux des groupes Ob et Co. Les résultats trouvés sont illustrés sur la figure (6).

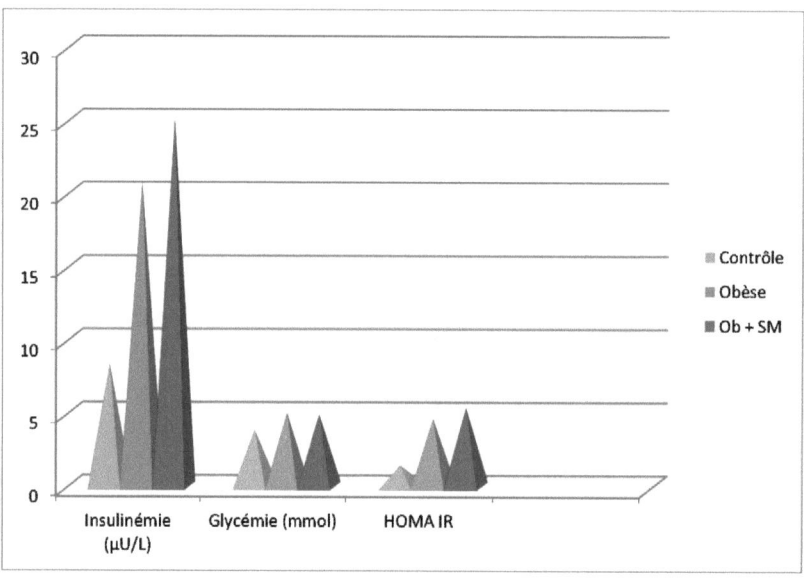

Figure (6) : répartition des taux d'insuline, de glycémie et de HOMA IR selon les groupes

De même, les concentrations plasmatiques des marqueurs pro-inflammatoires, tels que la CRP, l'IL-6 et le TNF Alpha, sont significativement plus élevées chez les sujets du groupe Ob-SM en comparaison avec ceux des groupes Ob et Co. Ces constatations prouvent l'existence d'un état inflammatoire chronique de bas grade qui est retrouvé sur le plan biologique mais qui ne se manifeste pas cliniquement, d'où l'absence de symptômes.

En effet, la valeur de la CRP chez les participants obèses porteurs du syndrome métabolique était augmentée en comparaison avec les autres groupes (5,6 +/- 0,8 ng/l contre 4,7 +/- 0,7 ng/l pour le groupe Ob et 3,1 +/- 0,8 ng/l pour le groupe contrôle). Les valeurs trouvées sont illustrées dans la figure (7).

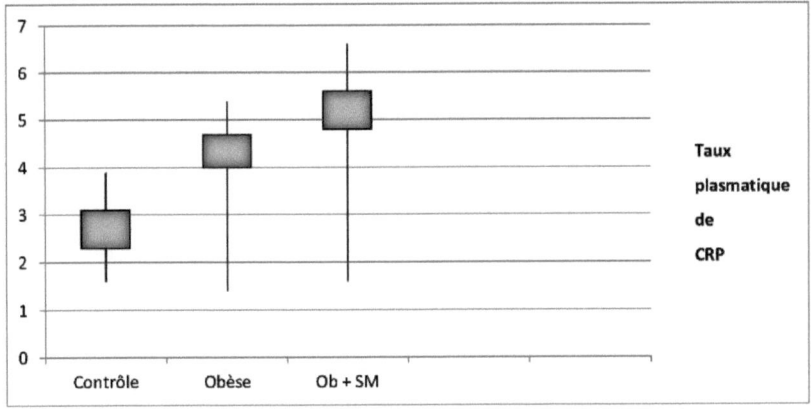

Figure (7) : répartition des taux de CRP selon les groupes

Le taux d'IL-6 a été quantifié chez les trois groupes. Nous avons trouvé que le groupe des Ob-SM avaient des valeurs significativement plus élevées que les autres groupes : 6,5 +/- 1,2 ng/mL pour le groupe Ob-SM ; 5,2 +/- 1,3 ng/mL pour le groupe Ob ; et 2,9 +/- 0,9 ng/ml pour le groupe contrôle. La figure (8) schématise les résultats trouvés.

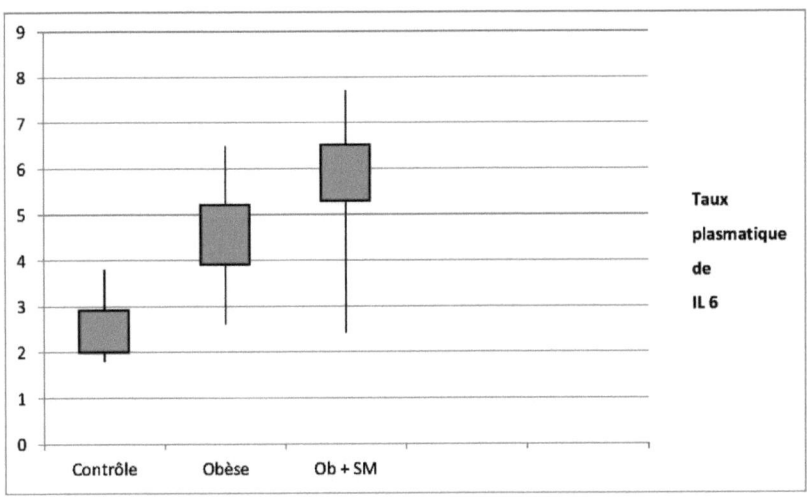

Figure (8) : répartition des taux d'IL-6 selon les groupes

Pour le TNF Alpha, les mêmes constatations ont été retrouvées chez les sujets Ob-SM. En effet, nous avons trouvé des valeurs significativement plus élevées chez les participants de ce groupe : 8,5 +/- 1,0 ng/ml chez le groupe Ob-SM ; 7.1 +/- 1,1 ng/ml chez le groupe Ob ; et 3,7 +/- 1,1 ng/ml chez les contrôles. La figure (9) illustre les résultats trouvés.

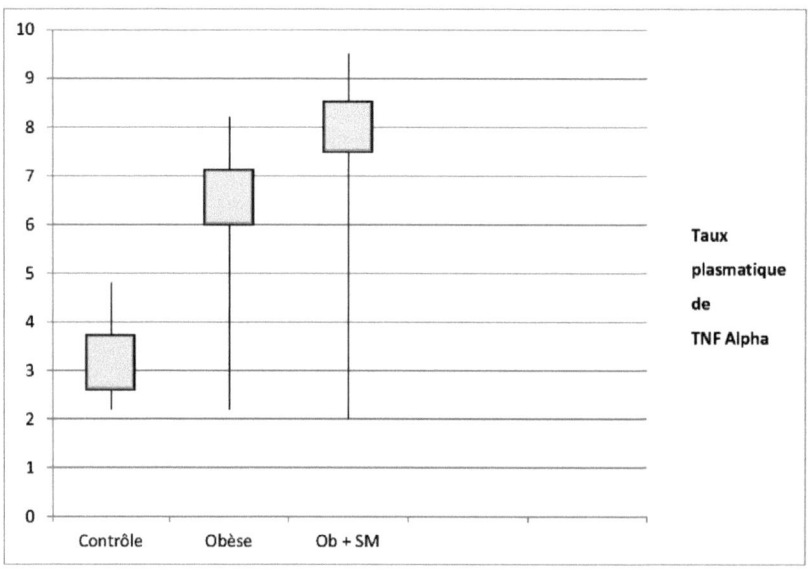

Figure (9) : Répartition des taux de TNF Alpha selon les groupes

4- CORRÉLATIONS ENTRE RÉSISTINE, HOMA-IR ET PARAMÈTRES ANTHROPOMÉTRIQUES ET BIOLOGIQUES :

Les corrélations entre la résistine, HOMA-IR et les paramètres anthropométriques chez les trois groupes (CO, Ob et Ob-SM) sont résumées dans le tableau (3).

Tableau (3) : *Régression de Spearman entre résistine, HOMA-IR et variables anthropométriques*

Mesure	Résistine (ng/ml)						HOMA-IR					
	CO (n=41)		Ob (n=65)		OB-SM (n=57)		CO (n=41)		Ob (n=65)		Ob-SM (n=57)	
	r	p	r	p	r	p	r	p	r	p	r	P
z-score	0,16		0,25	<0,05	0,74	<0,001	0,19		0,52	<0,001	0,49	<0,01
TT	0,10		0,24		0,66	<0,001	0,18		0,17		0,47	<0,01
TH	0,17		0,25	<0,05	0,59	<0,001	0,01		0,10		0,34	<0,01
Rapport TT / TH	0,06		0,01		0,27	<0,05	0,31	<0,05	0,07		0,33	<0,01
Rapport TT / Taille	0,21		0,22		0,68	<0,001	0,28		0,11		0,39	<0,01
PAS	0,10		0,33	<0,01	0,80	<0,001	0,09		0,46	<0,01	0,48	<0,01
PAD	0,40	<0,01	0,33	<0,01	0,73	<0,001	0,04		0,42	<0,01	0,45	<0,01

Chez les sujets du groupe Ob-SM, nous avons trouvé des corrélations significatives entre les concentrations plasmatiques en résistine et l'IMC (r = 0,74 ; p <0,001) , le TT et le TH (r = 0,66 et r = 0,59 ; p <0,001) , les ratios [TT / TH] et [TT / Taille] (r = 0,27 ; p <0,05 et r = 0,68 ; p <0,001), le cholestérol (r = 0,33 ; p <0,05), le HDL Cholestérol (r = -0,28 ; p <0,05), l'Apo-A-I (r = -0,50 ; p <0,001), l'Apo-B (r = 0,29 ; p <0,05) et leur rapport [Apo-B/Apo-A-I] (r = 0,45 ; p <0,01), l'insuline (r = 0,72 ; p <0,001), les pressions systoliques et diastoliques (r = 0,80 et r = 0,73 ; p <0,001), le TNF-Alpha (r = 0,64 ; p <0,001), l'IL-6 (r = 0,55 ; p <0,001) et la CRP (r = 0,66 ; p <0,001). Ces corrélations étaient supérieures pour la résistine que le HOMA-IR sauf pour le ratio [TT / TH] (r = 0,33 ; p <0,01), le HDL-Cholestérol (r = -0,36 ; p <0,01) et le glucose (r = 0,63 ; p <0,001). De plus, nous avons enregistré chez les sujets de ce même groupe, une corrélation significative entre la résistine et l'indice HOMA IR (r = 0,48 ; p <0,01).

Chez les sujets du groupe Ob, la résistine et l'indice HOMA-IR ont montré des corrélations significatives avec l'insuline (r = 0,29 ; p <0,05 et r = 0,82 ; p <0,001), la pression artérielle systolique (r = 0,33 ; p <0,01 et r = 0,42 ; p <0,01) et la pression artérielle diastolique (r = 0,33 ; p <0,01 et r = 0,42 ; p <0,01), le TNF-Alpha (r = 0,41 ; p <0,01 et r = 0,46 ; p <0,01) et la CRP (r = 0,56 ; p <0,001 et r = 0,32 ; p <0,01). Chez les sujets du même groupe, la résistine est également corrélée avec le TH (r = 0,25 ; p <0,01), les triglycérides (r = 0,44 ; p <0,01) et le HDL-Cholestérol (r = -0,34 ; p <0,01) ; alors que le HOMA-IR est corrélé avec le glucose (r = 0,54 ; p <0,001), l'Apo-B (r = 0,31 ; p <0,05) et le ratio [Apo-B / Apo-A-I] (r = 0,37 ; p <0,01).

Chez les sujets du groupe CO, la résistine est uniquement corrélée avec la pression artérielle diastolique (r = 0,40 ; p <0,01), tandis que le HOMA-IR est corrélé avec le glucose (r = 0,54 ; p <0,001), l'Apo-B (r = 0,31 ; p <0,05), et le rapport [Apo-B/ Apo-A-I] (r = 0,37 ; p <0,01).

Les corrélations entre résistine, HOMA-IR et variables biologiques et inflammatoires sont résumées respectivement dans les tableaux (4) et (5).

Tableau (4) : Régression de Spearman entre résistine, HOMA-IR et variables biologiques

Mesure	Résistine (ng/ml)						HOMA-IR					
	CO (n=41)		Ob (n=65)		OB-SM (n=57)		CO (n=41)		Ob (n=65)		Ob-SM (n=57)	
	r	p	R	p	r	p	r	p	r	p	r	p
Glucose	0,02		0,17		0,08		0,53	<0,001	0,54	<0,001	0,63	<0,001
Insuline	0,08		0,29	<0,05	0,72	<0,001	0,79	<0,001	0,82	<0,001	0,64	<0,001
Triglycérides	0,03		0,44	<0,01	0,16		0,04		0,11		0,17	
Cholestérol total	0,17		0,04		0,33	<0,01	0,27		0,23		0,33	<0,01
HDL-C	-0,14		-0,34	<0,01	-0,28	<0,05	-0,25		-0,22		-0,36	<0,01
Apo-A-I	0,01		-0,19		-0,50	<0,001	0,03		-0,23		-0,41	<0,01
Apo-B	0,03		0,18		0,29	<0,05	0,48	<0,01	0,31	<0,05	0,25	
Rapport Apo-B / Apo-A-I	0,01		0,24		0,45	<0,01	0,44	<0,01	0,37	<0,01	0,37	<0,01

Tableau (5) : Régression de Spearman entre résistine, HOMA-IR et variables inflammatoires

Mesure	Résistine (ng/ml)						HOMA-IR					
	CO (n=41)		Ob (n=65)		OB-SM (n=57)		CO (n=41)		Ob (n=65)		Ob-SM (n=57)	
	r	p	r	p	r	p	r	p	r	p	R	p
CRP	0,06		0,56	<0,001	0,66	<0,001	0,26		0,32	<0,01	0,44	<0,01
TNF Alpha	0,07		0,41	<0,01	0,64	<0,001	0,18		0,46	<0,01	0,48	<0,01
IL-6	0,29		0,17		0,55	<0,001	0,06		0,15		0,48	<0,01
Résistine							0,05		0,18		0,48	<0,01
HOMA-IR	0,05		0,18		0,48	<0,01						

5- MODÈLE DE RÉGRESSION MULTIPLE AVEC LA RÉSISTINE ET LE HOMA-IR COMME VARIABLES DÉPENDANTES :

Les résultats de la régression multiple avec la résistine et le HOMA-IR comme variables dépendantes dans le modèle sont rapportés dans le tableau (6). Chez les sujets du groupe Ob-SM, la pression artérielle est le facteur déterminant de la résistine plasmatique avec un coefficient de corrélation égal à 0,65 (R = 0,92 ; p <0,01). Par ailleurs, l'indice HOMA-IR a montré une tendance à déterminer la résistine, bien que cette tendance ne soit pas statistiquement significative (r = 0,19 ; p >0,05).

En ce qui concerne le modèle de régression multiple avec le HOMA-IR comme variable dépendante, il a été mis en évidence que la résistine était le seul facteur déterminant du HOMA-IR avec un coefficient de corrélation de 0,40 (R = 0,79 ; p <0,05).

Chez les sujets du groupe Ob, les triglycérides sont le déterminant le plus significatif de la résistine avec un coefficient de corrélation d'ordre 0,46 (R = 0,82 ; p <0,01). Par ailleurs, le HDL-Cholestérol est le facteur le plus déterminant du HOMA-IR avec un coefficient de corrélation égal à 0,31(R = 0,79).

Chez les sujets du groupe Contrôle, la pression diastolique est le déterminant le plus significatif de la résistine, avec un coefficient de corrélation de 0,49 (R = 0,76 ; p <0,05) alors que le ratio [Apo-B / Apo-A-I] est le déterminant le plus significatif du HOMA-IR avec un coefficient de corrélation de 0,36 (R = 0,79 ; p <0,05).

Tableau (6) : Modèle de régression multiple de la résistine et du HOMA-IR comme variables dépendantes

Variables indépendantes	Résistine (ng/ml)						HOMA-IR					
	CO (n=41)		Ob (n=65)		Ob-SM (n=57)		CO (n=41)		Ob (n=65)		Ob-SM (n=57)	
	r	p	R	p	R	p	R	p	R	p	r	p
z-score IMC	0,06		0,12		0,06		0,04		0,03		0,01	
TT (cm)	0,70		0,41		0,20		0,32		0,06		0,12	
Rapport TT/Taille	0,73		0,26		0,15		0,65		0,09		0,03	
Triglycérides (mmol/l)	0,18		0,46	<0,01	0,08		0,07		0,11		0,21	
HDL-C (mmol/l)	-0,15		-0,28	<0,05	-0,16		-0,14		0,31	<0,05	-0,19	
Rapport [ApoB / ApoA-I]	0,24		0,17		0,06		0,36	<0,05	0,21		0,12	
PAS (mm Hg)	0,06		0,16		-0,65	<0,01	0,17		0,32		0,15	
PAD (mm Hg)	0,49	<0,05	0,04		-0,21		-0,27		0,03		0,01	
Résistine (ng/ml)	0,05		0,18		-0,19		0,02		0,20		0,40	<0,05
HOMA-IR												
R	0,76		0,87		0,92		0,61		0,79		0,79	

DISCUSSION

Au cours de ce travail, nous avons déterminé les concentrations plasmatiques en résistine chez des enfants obèses avec et sans syndrome métabolique (SM).

Ensuite, nous avons comparé les valeurs obtenues à celles des homologues contrôles normo-pondéraux appariés en genre, âge et stades pubertaires. Nous avons étudié par la suite les éventuelles relations entre l'obésité, les marqueurs plasmatiques d'inflammation, la résistine circulante et la résistance à l'insuline.

Cette étude prend en considération les multiples paramètres afin d'évaluer les interactions complexes entre les concentrations plasmatiques de résistine, la résistance à l'insuline, les cytokines pro inflammatoires et les facteurs de risque cardiovasculaires chez des enfants obèses dans la région du centre de la Tunisie.

Le résultat principal qui émerge de la présente étude est le lien entre la résistine circulante et les complications issues de l'obésité humaine notamment la résistance à l'insuline et les facteurs de risque des maladies cardiovasculaires. De plus, la littérature souligne le rôle important de la résistance à l'insuline dans la genèse et l'entretien du SM par le biais d'une inflammation systémique chronique de bas grade.

Afin de réaliser ce travail, nous avons utilisé une enquête de type descriptive qui ne permet pas d'avoir des relations causales et qui limite toute supposition concernant la durée de l'existence de chaque critère, comme la pression artérielle ou le taux de cholestérol. Par conséquent, cette étude n'a pas été à l'abri de biais qu'il est important de connaître afin de relativiser leurs impacts sur les résultats énoncés.

Les points essentiels à préciser étant, par exemple, le recueil des données. Il existe une sur ou sous estimation des données en rapport avec la subjectivité des répondants. L'évaluation des antécédents familiaux en constitue un modèle très illustratif. En effet, les valeurs collectées peuvent être sous estimées du fait que les enfants peuvent ignorer l'état de santé de leurs parents et que ces derniers, eux-mêmes, peuvent méconnaître leurs maladies du fait de leur latence clinique.

La mesure des paramètres anthropométriques (poids et taille) et de la pression artérielle comporte parfois des erreurs que nous avons essayé de minimiser en confiant la tâche à un même opérateur et en s'aidant des mêmes outils de mesure pour tous les participants. Pour limiter les erreurs en rapport avec les prélèvements biologiques, des contrôles rigoureux ont été effectués, et ce lors des différentes étapes du protocole.

122 adolescents ont participé à la réalisation de cette étude. Nous les avons répartis en 3 groupes : obèses sans SM, obèses compliqués de SM et le groupe contrôle normo-pondéraux.

1- LE SYNDROME MÉTABOLIQUE :

Le SM désigne une constellation d'anomalies métaboliques, y compris le regroupement de l'obésité abdominale, l'insulino-résistance, la dyslipidémie et l'hypertension artérielle.(45) Ce syndrome est aussi considéré comme l'un des facteurs de risque de diabète de type 2 et des maladies cardiovasculaires. Sa pathogénie est étroitement liée à l'insulino-résistance et à l'inflammation.(46) Plusieurs études dans le monde se sont intéressées à la prévalence du syndrome métabolique chez les enfants et chez les adolescents. Le tableau qui suit résume les résultats trouvés :

Pays	Prévalence SM
Tunisie (IDF) (18)	0,4 %
France (NCEP ATP III) (47)	15,9 %
Grèce (IDF) (48)	7,7 %
Espagne (NCEP ATP III) (49)	18 %
Liban (NCEP ATP III) (50)	13,9 – 48,8 %
Koweït (IDF) (51)	14,8 %
Chine (NCEP ATP III) (52)	3,3%
Mexique (IDF) (53)	20 %
Colombie (IDF) (54)	8 %
Inde (IDF) (55)	6,5%
Brésil (NCEP ATP III) (56)	4,2 – 15,4 %
Egypte (NCEP ATP III) (57)	7,4%

Nous avons remarqué que toutes les études réalisées se sont basées sur les définitions du SM énoncées soit par le NCEP ATP III, soit par l'IDF.

En effet, le NCEP ATP III définit le SM comme étant une association d'un tour de taille supérieur ou égal au 90ème percentile apparié à l'âge et au genre; une hypertension artérielle supérieure ou égale au 95ème percentile appariée à l'âge et au genre ; un taux de HDL-Cholestérol inférieur à 40 mg/dl ; une triglycéridémie supérieure ou égale à 110 mg/dl ; une glycémie à jeun supérieure ou égale à 110 mg/dl et enfin une résistance à l'insuline définie par une valeur de l'index HOMA IR supérieure ou égale à 3,16. (58)

Quant à l'IDF, la définition se résume à un tour de taille supérieur ou égal au 95ème percentile associé obligatoirement à deux des éléments suivants : une pression systolique supérieure ou égale à 130 mm Hg ou une pression diastolique supérieure ou égale à 85 mm Hg, une triglycéridémie supérieure ou égale à 1,7 mmol/l ou un taux de HDL-Cholestérol inférieur à 1,03 mmol/l et un taux de glycémie à jeun supérieur ou égal à 5,6 mmol/l. (15)

En Tunisie, peu d'études ont rapporté la prévalence du SM chez les adolescents.(18) L'équipe de Jammoussi H. a réalisé une étude sur ce sujet en

Tunisie au cours de l'année 2008 en se basant sur la définition de l'IDF. Elle a objectivé un taux de 34,4% d'enfants porteurs du SM par rapport à un échantillon de 186 enfants obèses. Cette étude a constaté que le genre masculin prédominait par rapport aux filles. Aussi, elle a avancé que les valeurs de l'IMC et du tour de taille étaient plus importantes chez les sujets porteurs du SM et que ces deux paramètres étaient de bons indices de mesure de l'obésité.(59)

D'autres travaux réalisés, ailleurs qu'en Tunisie, ont confirmé cette hypothèse et ont orienté leurs conclusions dans ce sens. (60,61)

Nos résultats concordent avec les conclusions énoncées précédemment. Dans notre échantillon, nous avons trouvé une prévalence du SM de 46,7 % et nous avons remarqué que le SM se manifestait plus chez les garçons que chez les filles soit 63,15% du sous échantillon Ob-SM. Nous avons trouvé que les enfants Ob-SM avaient des marqueurs de risques métaboliques et cardiovasculaires significativement plus élevés que ceux des enfants des groupes Ob et Co, tels que le tour de taille, le tour de hanche, le rapport [tour de taille / tour de hanche], l'IMC et le taux de masse grasse. En effet, pour le groupe Ob-SM, le tour de taille dépassait le sous échantillon du groupe Ob avec une moyenne de 107,5 +/- 10,4 cm pour les Ob-SM contre une moyenne de 94,1 +/- 6,0 cm pour le groupe Ob. Pour le groupe Co, la moyenne du tour de taille calculée était de 66,7 +/- 5,6 cm.

La même constatation est retrouvée pour les valeurs de l'IMC. Sa moyenne se chiffre à 32,5 +/- 5,2 Kg/m² pour le groupe Ob-SM et 28,5 +/- 6,1 Kg/m² pour le groupe Ob. Pour le sous échantillon Co, sa moyenne se chiffre à 22,6 +/- 1,1. Dans ce cadre, plusieurs études précisent que le tour de taille et l'IMC sont des indicateurs fiables pour l'estimation du degré d'obésité. De notre côté, l'IMC, le tour de taille et le rapport [tour de taille / tour de hanche] ont été les facteurs les plus déterminants chez les sujets du groupe Ob-SM en comparaison avec ceux des groupes Ob et Co. (8,62)

2- L'OBÉSITÉ :

Le SM a été associé à plusieurs troubles que la littérature expose amplement. Citons l'obésité, qui représente l'élément le plus pertinent dans le développement de ce syndrome. (63)

Dans ce cadre, Harrabi & al ont trouvé que, chez une large cohorte d'adolescents tunisiens, l'obésité représente la composante la plus commune du SM avec un taux de 13,7% comparée aux autres critères comme les concentrations élevées de triglycérides et le taux abaissé de HDL Cholestérol.(64) Dans une autre étude, la même équipe a objectivé une prévalence du SM égale à 0,4% dans une population faite de 1569 collégiens de la région urbaine de Sousse (Tunisie).(18)

Des résultats similaires ont récemment été rapportés par plusieurs études, réalisées sur des populations d'enfants et d'adultes. Elles ont objectivé des corrélations significatives entre les différents facteurs de risque métaboliques comme l'obésité, l'hyperglycémie et les troubles lipidiques. Elles ont montré que l'excès de poids chez ces individus serait à l'origine d'une inflammation, d'une résistance à l'insuline et d'une hypertension artérielle. Ceci montre l'importance primordiale de la lutte contre le surpoids dès le jeune âge afin de prévenir la genèse de ces complications à l'âge adulte. (65,66,67)

Au cours de notre travail, nous avons calculé le z-score de l'IMC chez les trois groupes à l'étude. Nous avons cherché les corrélations entre les valeurs trouvées, le taux de résistine plasmatique d'une part et l'index HOMA IR d'autre part.

Nous avons trouvé qu'il existe une corrélation positive chez le groupe Ob-SM plus importante pour la résistine que pour le HOMA IR. Cette constatation plaide en faveur de l'efficacité du dosage de la résistine plasmatique dans le diagnostic de la résistance à l'insuline.

3- RÉSISTINE, RÉSISTANCE À L'INSULINE ET INDEX HOMA IR:

Il est intéressant de noter que les enfants qui combinent le plus grand nombre de composantes du SM présentaient les plus hautes concentrations plasmatiques de résistine. En effet, le principal but de notre travail était de mettre en lumière les relations entre les concentrations plasmatiques en résistine et l'indice de résistance à l'insuline, à savoir le HOMA-IR.

Dans ce contexte, l'analyse de régression multiple avec la résistine plasmatique et l'indice HOMA-IR, comme variables dépendantes, a mis en évidence que la résistine et l'index HOMA-IR s'affectent mutuellement seulement chez les sujets du groupe Ob-SM. Ainsi, ces deux variables se prédisent réciproquement chez ces sujets.

Nous avons trouvé que le groupe d'adolescents obèses porteurs du SM présentait une différence significative par rapport au groupe d'obèses simples et par rapport au groupe Co. Les valeurs notées de HOMA IR étaient significativement plus élevées avec une moyenne de 5,5 +/- 1,4. Le taux de l'index HOMA IR considéré comme anormal est fixé à 3,16. (68)

Indépendamment de l'âge, du genre et des stades pubertaires, la concentration élevée de résistine est fortement corrélée avec les paramètres anthropométriques de l'obésité. Dans ce cadre, Ben Slama F & al. ont examiné les niveaux de la résistine plasmatique par rapport à l'insulino-résistance, l'obésité et les marqueurs de l'inflammation dans une population faite de 92 enfants obèses et 72 enfants non obèses non pubères âgés entre 6 et 10 ans. Les conclusions objectivées, à travers cette étude, étaient que la concentration plasmatique de résistine est considérée comme un marqueur biochimique de l'existence d'un dysfonctionnement métabolique défini essentiellement par l'obésité centrale, l'adiposité et l'inflammation. (10)

D'autres travaux ayant examiné les relations entre la résistine circulante et les marqueurs de la résistance à l'insuline chez des populations d'enfants obèses présentent des résultats dans ce sens. D'une part, ils attestent la corrélation positive entre le taux plasmatique élevé de résistine et la présence d'un syndrome métabolique. D'autre part, la résistine prédit un état de résistance à l'insuline confirmé par le calcul de l'index HOMA IR. (69,70)

Chez l'adulte aussi, la concentration plasmatique en résistine est élevée dans le cas de l'obésité ; elle est positivement corrélée avec la résistance à l'insuline.(65)

Esteghamati & al ont examiné l'association entre la résistance à l'insuline avec le syndrome métabolique et ses composantes sur un sous-échantillon de 438 hommes et 838 femmes iraniens âgés de 20 à 77 ans non diabétiques. Les résultats de cette étude ont confirmé l'association de la résistine et du SM. En effet, ces chercheurs ont suggéré qu'un niveau élevé de résistine est associé à des perturbations métaboliques.(66)

Tous ces travaux avancent l'hypothèse de la corrélation positive entre le développement de l'obésité et l'installation d'un état de résistance à l'insuline secondaire et conséquent ; ce qui aboutit à l'élévation du taux de l'index HOMA IR, d'une part, et du taux de la résistine plasmatique d'autre part.

Nombreuses sont les études dont les conclusions convergent dans ce sens. Les sujets à l'étude présentent une hyperglycémie et une hyper sécrétion d'insuline secondaire à une diminution de la sensibilité à l'insuline. Le pool d'insuline commence à diminuer jusqu'à l'installation d'un diabète patent insulinodépendant.(71) Ceci aboutit au développement de maladies métaboliques et au renforcement des facteurs de risque cardiovasculaires.(65) De ce fait, le taux de résistine plasmatique pourrait être fortement corrélé à la valeur de l'IMC et de la valeur de la glycémie.(72,73)

En revanche, d'autres équipes ne partagent pas les mêmes constatations. Elles concluent qu'il n'existe aucune corrélation entre le taux plasmatique de résistine et la résistance à l'insuline.(74) Le lien entre l'obésité et le niveau plasmatique de résistine a été aussi mis en doute. L'élévation du taux de résistine dépendrait de l'âge de l'adolescent et de son stade pubertaire.(75,76)

Les résultats objectivés au cours de nos recherches confirment l'hypothèse qu'il existe une corrélation positive entre le SM et le taux élevé de résistine plasmatique.

En effet, nous avons trouvé chez les sujets normo pondéraux une moyenne de 7,5 +/- 1,1 ng/ml de résistine ; alors que chez les adolescents du groupe Ob, cette moyenne était estimée à 8,7 +/- 0,7 ng/ml. Chez les participants porteurs du SM, les valeurs étaient plus importantes avec une moyenne de 10,2 +/- 0,6 ng/mL.

Dans notre étude, nous avons ajusté les corrélations entre les différents paramètres aux facteurs de confusion mentionnés précédemment. De plus, le lien inconstant entre résistine plasmatique, obésité et résistance à l'insuline, noté dans notre étude et dans d'autres travaux menés chez des enfants et/ou des adolescents de différentes ethnies, pourrait être expliqué par les facteurs génétiques. En effet, il a été rapporté que les polymorphismes génétiques des régions promotrices du gène codant pour la résistine peuvent être des facteurs prédictifs indépendants des concentrations circulantes de résistine chez l'Homme.(77,78)

D'autres équipes ont constaté que chez les adolescents obèses, le gène de la résistine subissait une mutation qui tendait à l'activer. De ce fait, la région promotrice s'exprime chez les enfants obèses alors qu'elle est non codante chez les sujets normo-pondéraux. Le gène de la résistine peut alors être considéré comme un marqueur de l'obésité et un témoin de l'importance du risque de développement des maladies métaboliques chroniques.(79,80)

4- INFLAMMATION :

Dans le cadre de la compréhension de la physiopathologie de l'obésité, un développement important a récemment abouti à l'émergence d'un nouveau concept postulant l'association de cette pathologie, comme dans le cas du diabète, avec un état chronique d'inflammation.(81) En effet, les adipocytes sont capables de synthétiser des adipokines pro-inflammatoires telles que l'interleukine-6 (IL-6) et le facteur de nécrose tumorale alpha (TNF Alpha).(82)

Le TNF Alpha est la première adipokine secrétée par le tissu graisseux.(83) Il s'agit d'une protéine non glycosylée constituée de 157 acides aminés ayant un poids moléculaire de 17 KDa. Il agit par l'intermédiaire des signaux apoptotiques dans l'activation des voies métaboliques. Il est responsable du recrutement et de l'activation des macrophages. Son action réside, d'une part, dans la diminution de la capture du glucose stimulé par l'insuline au niveau de muscle squelettique.(84) D'autre part, il est responsable de l'inhibition de la voie de la signalisation de l'insuline par la diminution de la phosphorylation de la tyrosine kinase du récepteur de l'insuline au niveau du muscle squelettique et du tissu adipeux.(85)

L'interleukine-6 est une protéine glycosylée constituée de 185 acides aminés. Elle joue un rôle majeur dans le processus inflammatoire en induisant la synthèse hépatique de la protéine C-réactive (CRP). Elle est aussi impliquée dans la résistance à l'insuline en inhibant la réponse à l'insuline des adipocytes, des hépatocytes et des myocytes.(82)

La CRP est une protéine produite au niveau hépatique constituée de 206 acides aminés de poids moléculaire égal à 110 KDa. Chez le sujet obèse, elle est générée suite à l'induction de l'IL-6. Elle est considérée actuellement comme un signe patent de la présence du SM (86) et un marqueur fiable du risque cardiovasculaire.(87)

Nos résultats ont montré que les concentrations circulantes de TNF-Alpha, d'IL-6 et de CRP étaient augmentées simultanément en fonction de la présence du SM. Les valeurs les plus élevées ont été notées chez les sujets du groupe Ob-SM.

La valeur de la CRP avoisinait les 5,6 ng/ml pour le même groupe, alors qu'elle a été quantifiée à 4,7 ng/ml chez le groupe Ob et 3,1 ng/ml chez le groupe contrôle.

Pour le TNF-Alpha, les valeurs marquées étaient significativement plus élevées chez le sous échantillon Ob-SM par rapport aux groupes Ob et Co : 8,5 +/- 1,0 pour Ob-SM contre 7,1 +/- 1,1 ng/ml pour le groupe Ob et 3,7 +/- 1,1 ng/ml pour les contrôles.

De même pour l'IL-6, les taux chiffrés étaient significativement augmentés chez le groupe Ob-SM avec une moyenne de 6,5 +/- 1,2 ng/ml. Pour le groupe Ob, ce taux était estimé à 5,2 +/- 1,3 ng/ml et de 2,9 +/- 0,9 ng/ml pour le groupe contrôle. Ces valeurs élevées sont le témoin d'un état inflammatoire latent de bas grade puisque les sujets à l'étude ne présentent pas de symptômes cliniques patents.

Nos conclusions corroborent avec les hypothèses avancées par de nombreuses études réalisées chez les enfants et/ou les adolescents obèses.(88,89) Multiples sont les travaux qui ont mis en évidence le lien de causalité qui existe entre l'obésité et la production de cytokines pro-inflammatoires.(90) Ainsi, l'équipe de Galcheva & al a noté, chez un échantillon d'enfants bulgares, que l'obésité était à l'origine de l'élévation du taux de TNF-Alpha, de l'IL-6 et de la CRP.(91)

Il est intéressant, d'une part, de noter que les sujets du groupe Ob-SM, présentant une inflammation aiguë, montrent une corrélation significative entre les marqueurs pro-inflammatoires et la résistine plasmatique, elle-même corrélée avec les marqueurs anthropométriques d'obésité. Ces résultats suggèrent que les effets des molécules pro-inflammatoires sur les concentrations en résistine étaient tributaires de l'obésité.(92) D'autre part, la forte corrélation de la résistine à l'obésité centrale, qui est elle même associée à l'inflammation suggère que l'augmentation de la résistine plasmatique chez les enfants présentant une obésité centrale est liée à l'état pro-inflammatoire.(93)

Le profil immunologique généré par l'obésité et secondairement par l'insulino résistance a été étudié ; le nombre de macrophages, de lymphocytes T CD4 et CD8 augmentaient considérablement chez les jeunes sujets obèses.(94)

5- LES TROUBLES LIPIDIQUES :

Dans notre étude, nous avons cherché chez les participants des marqueurs plasmatiques de troubles lipidiques, nous avons trouvé des taux élevés de triglycérides et des valeurs abaissées en HDL cholestérol. Les taux de triglycérides retrouvés chez les sujets du groupe Ob-SM sont significativement plus élevés que chez leurs homologues obèses et normo pondéraux. En effet, nous avons chiffré un taux de triglycéridémie élevé avec une moyenne de 1,7 +/- 0,2 mmol/l ; alors que pour les groupes Ob et Co, nous avons noté des moyennes moins importantes respectivement égales à 1,3 +/- 0,4 mmol/l et 0,9 +/- 0,3 mmol/l.

Pour le taux de HDL Cholestérol, les valeurs retrouvées sont nettement plus basses chez les Ob-SM que dans les autres groupes. La moyenne était estimée à 0,5 +/- 0,2 mmol/l ; alors que celle des deux autres groupes, elle était chiffrée à 0,6 +/- 0,2 mmol/l pour le groupe Ob et à 1,2 +/- 0,3 mmol/l pour le groupe Co.

Ces résultats sont concordants avec d'autres études réalisées auparavant ailleurs qu'en Tunisie.(95,96) Elles ont abordé ce sujet et ont insisté sur quelques points : Certains mettent l'accent sur le taux des triglycérides retrouvé élevé chez les populations à l'étude(97,98) ; alors que d'autres, insistent sur le taux abaissé du HDL cholestérol.(99) Pour le taux du Cholestérol total et du LDL Cholestérol, nous n'avons pas trouvé de différence significative entre les taux calculés chez les trois groupes sujets à l'étude.

6- L'HYPERTENSION ARTÉRIELLE :

Le modèle de régression linéaire multiple a mis en évidence une association significative entre la résistine plasmatique et la pression artérielle seulement chez les sujets du groupe Ob-SM. Ce constat coïncide avec les résultats de Roth & al et Rubin & al, qui ont constaté que les changements du taux de la résistine ont été corrélés positivement avec ceux de la pression artérielle systolique.(100,101)

De même, l'équipe de Li a constaté que les pressions artérielles systoliques et diastoliques étaient corrélées positivement avec la résistine chez les garçons, mais aucun lien n'a été observé chez les sujets de sexe féminin.(88)

Une équipe ivoirienne a mis en lumière ce lien de causalité à travers une étude dans le milieu scolaire d'Abidjan. Le résultat trouvé notifie que les enfants diagnostiqués obèses présentent des chiffres tensionnels significativement plus élevés que leurs camarades normo pondéraux. (9)

En Tunisie, il n'existe pas de données sur les risques de maladies cardiovasculaires chez les enfants, comme par exemple la prévalence de l'hypertension artérielle.(44)

Dans notre échantillon, nous avons remarqué des chiffres tensionnels élevés de manière significative. Le SM compliquant un état d'obésité renforce ce lien de causalité et tend à augmenter les valeurs de l'hypertension artérielle chez les jeunes obèses. La prévalence élevée du SM chez des populations d'enfants en excès de poids est associée de manière significative à des pressions systoliques et diastoliques limites ou pathologiques.(97)

Malgré les résultats intéressants avancés par cette étude, celle-ci présente quelques limites potentielles. D'abord, il serait intéressant d'étendre cette analyse sur une population plus large pour confirmer et renforcer le lien entre la résistine plasmatique, la résistance à l'insuline et le SM chez les enfants et/ou les adolescents obèses. Ensuite, le modèle HOMA-IR est le seul indice utilisé dans notre étude pour évaluer la résistance à l'insuline. Néanmoins, la technique du Clamp euglycémique hyperinsulinémique reste le critère standard pour analyser la résistance à l'insuline.(102) Enfin, il serait pertinent dans l'avenir d'étudier les facteurs génétiques responsables de la résistine plasmatique selon le genre et les composantes du SM. Cela pourrait permettre d'analyser les mécanismes d'action de la résistance à l'insuline liée à l'obésité infantile et de la résistine dans les désordres métaboliques.

7- LA PRÉVENTION :

Comme énoncé précédemment, l'obésité est un fléau qui sévit dans le monde. Elle apparait dès le jeune âge et accompagne l'enfant dans sa croissance. Arrivé à un certain âge, les complications métaboliques apparaissent telles que le diabète de type 2 et l'hypertension artérielle.

La prévention de l'obésité dès le jeune âge est un élément primordial afin de réduire l'incidence de ses complications et améliorer, par la même intervention, la qualité de vie des jeunes obèses. La nécessité d'intégrer l'obésité dans un programme national de prévention est capitale, afin de lui accorder les moyens nécessaires et assurer une prise en charge optimale au niveau des écoles et des collèges. Ce programme attire l'attention sur l'obligation d'intervenir sur le régime alimentaire des enfants et incite ces derniers à pratiquer régulièrement une activité sportive.

Dans le même cadre, des chercheurs sud-africains ont démontré l'efficacité des programmes de prévention. Ils ont constaté une régression de la morbidité infantile. Sur le plan socio-économique, ils ont noté une amélioration de la qualité de vie et une diminution du coût des dépenses de soins.(103)

CONCLUSION

Tout au long de ces dernières décennies, et malgré le progrès important des conduites de prévention, l'obésité continue de toucher des millions de personnes et causer plus de 30 millions de décès chaque année à travers les complications qu'elle génère. L'évolution de l'obésité conduit à la constitution du syndrome métabolique qui tend à accroître le risque et la survenue des maladies cardiovasculaires et du diabète de type 2. Il convient de prévenir ces troubles métaboliques dès le jeune âge.

La Tunisie passe actuellement par une période de transition épidémiologique avec accentuation de l'urbanisation. De nouvelles habitudes apparaissent, celles-ci induisent des comportements à risque tels que la sédentarité, le stress et les écarts de régime qui sont trop souvent hypercaloriques. Ce nouveau mode de vie accroît le taux de nouvelles maladies chroniques. Peu de travaux ont été réalisés en Tunisie sur le syndrome métabolique dans sa dimension physiopathologique chez les jeunes obèses. Ce qui constitue un argument justifiant notre démarche qui s'est intéressée à doser la résistine plasmatique dans le but de diagnostiquer une résistance à l'insuline. Celle-ci est un facteur essentiel à l'installation d'un état de pré-diabète. D'autre part, nous avons comparé les valeurs anthropométriques et les données biochimiques sanguines chez des enfants obèses porteurs du syndrome métabolique, d'autres obèses sans syndrome métabolique et un groupe contrôle normo-pondéraux pour identifier les troubles lipidiques, le dérèglement tensionnel, les troubles glycémiques et l'état inflammatoire de bas grade.

Cent vingt-deux adolescents ont participé à cette étude et 41 sujets normo-pondéraux ont constitué le groupe témoin. Tous sont des élèves de collèges de la région du centre de la Tunisie, choisis au hasard par échantillonnage en grappe. Nous avons constaté, que les adolescents obèses porteurs du syndrome métabolique présentaient plus de risques de développer des maladies cardiovasculaires ou de diabète de type 2 par rapport aux témoins. En effet, nous avons trouvé une prévalence du syndrome métabolique de 45,6 % chez le groupe d'obèses. Ces adolescents ont présenté un taux de résistine plasmatique significativement élevé par rapport aux autres sujets. De plus, les valeurs de cholestérol total et de LDL cholestérol étaient plus importantes que celles du groupe des simples obèses. Nous avons noté aussi des taux élevés de la protéine C-réactive, du facteur de nécrose tumorale Alpha et de l'Interleukine 6, témoins d'un état inflammatoire de bas grade évoluant au long cours. Les chiffres tensionnels mesurés étaient significativement plus élevés pour les sujets porteurs du syndrome métabolique, que ce soient pour les valeurs systoliques ou pour les valeurs diastoliques.

Suite à ces constations, nous discutons l'instauration d'un programme de prévention qui passe essentiellement par une activité sportive régulière et d'un régime alimentaire sain et équilibré adapté aux besoins des adolescents pendant la période de croissance.

Il est certain que le syndrome métabolique est bel et bien présent chez les jeunes obèses, il est donc nécessaire de mettre en œuvre les programmes et les moyens requis afin d'agir sur ce phénomène et d'y porter plus d'intérêt dans les études à venir, en vue d'établir des recommandations pour le dépistage et la prise en charge.

RÉFÉRENCES BIBLIOGRAPHIQUES

(1) Organisation mondiale de la santé. (Page consultée le 02/04/2103). Centre des médias, [en ligne]. http://www.who.int/mediacentre/factsheets/fs311/fr/

(2) Site internet d'enseignement de la faculté de Médecine de Grenoble. (page consultée le 24/11/2012). Obésité de l'enfant, [en ligne]. http://www-sante.ujf-grenoble.fr/SANTE/corpus/disciplines/pedia/nutricroiss/267b/lecon267b.htm

(3) Organisation mondiale de la santé. (page consultée le 24/11/2012). Stratégie mondiale pour l'alimentation, l'exercice physique et la santé, [en ligne]. http://www.who.int/dietphysicalactivity/fr/

(4) Ben Mami F, Ben Ammar I, Hmida C, Trabelsi N, Trimeche A, Saidi M & al. Quels sont les facteurs de risques de l'obésité chez l'enfant de 5 à 6 ans. Diabetes Metab. 2010 Mar ;36,Suppl1:A108-9.

(5) Cole TJ, Bellizzi MC, Flegal KM, Dietz WH. Estblishing a standard definition for child overweight and obesity wordwide: international survey. Br Med J. 2000 Mai 6;320(7244):1240-3.

(6) Charles MA. Obésité : que nous dit l'épidémiologie. Cah Nutr Diét. 2011 Sep;46(4):167-72

(7) Foucart J, De Buck C, Verbanck P. Etude factorielle des composantes psychopathologiques de l'obésité sévère chez l'adolescent. Encéphale. 2012 Sep;38(4):310-7

(8) Salonen MK, Kajantie E, Osmond C, Forsèn T, Ylihärsilä H, Paile-Hyvärinen M & al. Role of childhood growth on the risk of metabolic syndrome in obese men and women. Diabetes Metab. 2009 Apr;35(2):94-100.

(9) Kramoh KE, N'goran YN, Aké-Traboulsi E, Boka BC, Harding DE, Koffi DB & al. Prévalence de l'obésité en milieu scolaire en Côte d'ivoire. Ann Cardiol Angeiol (Paris). 2012 Jun;61(3):145-9.

(10) Ben Slama F, Ben Amor A, Tinsa F, Ben Rayana C, Garbi M, Achour A & al. Serum levels of insulin, leptin, resistin and lipids in obese and non-obese Tunisian children. Nut Clin Metabol. 2012 Sep;26(3):104-8.

(11) Regaeig S, Charfi N, Masmoudi L, Mnif F, Rebai H, Rekik N & al. Prévalence de l'obésité chez les enfants de 9 à 12 ans de la ville de Sfax Tunisie. Diabetes Metab. 2010 Mar;36(1):A108 .

(12) Khélifi N, Boumefteh S, Bhouri S, Jammoussi H, Zammali A, Berriche O & al. Profil lipidique de l'enfant et l'adolescent obèse. Diabetes Metab. 2012 Mar;38(2):A92.

(13) Ordre national des médecins de médecine. (Page consultée le 30/11 2012). Mise au point:L'obésité de l'enfant en Tunisie et dans le Monde, [en ligne]. http://www.ordre-medecins.org.tn/article.php?id_article=325.

(14) Ben Mohammed K, Nguyen MT, Khensal S, Nouri N, Benletreche M, Benletreche C & al. Le syndrome métabolique chez les adolescents en surpoids et obèses. Diabetes Metab. 2011 Mar;37(1),Suppl1:A90.

(15) Schlienger JM. Conséquences pathologiques de l'obésité. Presse Med. 2010 Sep;39(9):913-20.

(16) Zimmet P, Alberti G, Kaufman F, Tajima N, Silink M, Arslanian S & al. Le syndrome métabolique chez les enfants et les adolescents : le consensus de la FID. Diabetes Voice. 2007 Dec;52(4):29-32.

(17) Grundy SM. Hypertriglyceridemia, insulin resistance, and the metabolic syndrome. Am J Cardiol. 1999 May 13;83(3),Suppl2:25-9.

(18) Harrabi I, Bouaouina M, Maatoug J, Gaha R, Ghannem H. Prevalence of the metabolic syndrome among urban schoolchildren in Sousse, Tunisia. Int J Cardiol. 2009 Jun 12;135(1):130-1.

(19) Odrowaz-Sypniewska G. Markers of pro-inflammatory and pro-thrombotic state in the diagnosis of metabolic syndrome. Adv Med Sci. 2007;52:246-50.

(20) Ritchie SA, Conell J. The link between abdominal obesity, metabolic syndrome and cardiovascular disease. Nutr Metab Cardiovas . 2007 May;17(4):319-26.

(21) Junqueira AS, Romeo Filho LJ, Junqueira CL. Evaluation of the degree of vascular inflammation in patients with metabolic syndrome. Arq Bras Cardiol. 2009 Oct;93(4):360-6,353-9.

(22) Alessi MC, Frère C, Juhan-Vague I. Substances produites par le tissu adipeux, obésité et risque vasculaire. Presse Med. 2005 Jun 18;34(11):820-4.

(23) Aubert R. Adipokines : rôle dans l'obésité et l'insulinorésistance. Oléagineux. 2003 Mar;10(2):131-4.

(24) Goossens GH. The role of adipose tissue dysfunction in the pathogenesis of obesity-related insulin resistance. Physio Behav. 2008 May 23;94(2):206-18.

(25) Jamoussi H, Kacem A, Ounaissa K, Mnif S, Amrouche C, Blouza S. Existe-t-il une relation entre le poids de naissance et l'adiponectinémie chez l'enfant et l'adolescent obèse. Diabetes Metab. 2010 Mar;36,Suppl1:A109.

(26) Fumeron F. (page consultée le 22/11/2012). Publication, [en ligne]. http://www.edimark.fr/publications/articles/adiponectine-et-insulinoresistance/8518

(27) Bruce KD, Byrne CD. The metabolic syndrome: common origins of a multifactorial disorder. Postgrad Med J. 2009;85:614-21.

(28) Antuna-Puente B, Feve B, Fellahi S, Bastard JP. Adipokines: The missing link between insulin resistance and obesity. Diabetes Metab. 2008 Feb;34 (1):2-11.

(29) Mauras N, Delgiorno C, Kollman C, Bird K, Morgan M, Sweeten S & al. Obesity without established comorbidities of the metabolic syndrome is associated with a proinflammatory and prothrombotic state, even before the onset of puberty in children. J Clin Endocrinol Metab. 2010 Mar ;95,3 :1060-8

(30) Penno G, Miccoli R, Pucci L, Del Prato S. The metabolic syndrome beyond the insulin resistance syndrome. Pharmacol Res. 2006 Jun;53(6):457-68.

(31) Steppan CM, Mitchell AL. Resistin and obesity-associated insulin resistance. Trends in endocrinology and metabolism. 2002 Jan;13,1:18-23

(32) Smith U, Andersson CX, Gustafson B, Hammarstedt A, Isakson P, Wallerstedt E. Adipokines, systemic inflammation and inflammed adipose tissue in obesity and insulin resistance. Int Congr Ser. 2007 Aug;1303:31-4.

(33) Vonbank A, Saely CH, Rein P, Boehnel C, Greber C, Drexel H. Insulin resistance is associated with the metabolic syndrome and is not directly linked to coronary artery disease. Atherosclerosis Supp. 2011 Jun;12(1):17.

(34) Jammoussi H, Kacem A, Amrouche C, Kallel L, Ben Rayana C, Blouza S. Adiponectinémie et composants du syndrome métabolique chez l'enfant et l'adolescent obèse. Diabetes Metab. 2010 Mar;36(1):A92.

(35) Gayoso-Diz P, Otero-Gonzalez A, Rodriguez-Alvarez MX, Gude F, Cadarso-Suarez C, García F & al. Insulin resistance index (HOMA-IR) levels in a general adult population : Curves percentile by gender and age : The eprice study. Diabetes Res Clin Pract. 2011 Oct;94(1):146-55.

(36) Lann D, LeRoith D. Insulin resistance as the underlying cause for the metabolic syndrome. Med Clin N Am. 2007 Nov;91(6):1063-77.

(37) Cardiologie-francophone (page consultée le 06/01/2013). Documents et sites pour la pratique [En ligne] http://www.cardiologie-francophone.com/

(38) Dimastromatteo J. Evaluation de radio-traceurs spécifiques de la plaque d'athérome vulnérable et de l'angiogenèse myocardique [Thèse de Docteur de l'université de Grenoble, Biotechnologie, Instrumentation, Signal et Imagerie pour la Médecine, la Biologie et l'Environnement] Faculté de médecine de Grenoble ; 2010

(39) Glueck C J, Morrison J A. Pediatric Non–High-Density Lipoprotein Cholesterol, the Metabolic Syndrome, and Insulin Resistance. J Pediatr. 2011 Feb;158(2):179-81.

(40) Khadraoui E, Tertek H, Trabelsi N, Demnati C, Trimech A, Dakhli S & al. Obésité infantile : principaux facteurs de risque. Diabetes Metab. 2011 Mar;37(1), Suppl1:A90.

(41) Khadraoui E, Tertek H, Trabelsi N, Sahli N, Dakhli S, Trimech A & al. Glycémie et insulinémie des enfants obèses. Diabetes Metab. 2012 Mar ;38,Suppl2 :A92.

(42) Gharibeh MY, Al Tawallbeh GM, Abboud MM, Radaideh A, Alhader AA, Khabour OF. Correlation of plasma resistin with obesity and insulin resistance in type 2 diabetic patients. Diabetes Metab. 2010 Dec;36(6 Pt 1):443-9.

(43) Zhang M, Zhao X, Li M, Cheng H, Hou DQ, Wen Y & al. Abnormal adipokines associated with various types of obesity in chinese children and adolescents. Biomed Environ Sci. 2011 Feb;24(1):12-21.

(44) Harrabi I, Belarbia A, Gaha R, Essoussi AS, Ghannem H. Epidemiology of hypertension among a population of school children in Sousse, Tunisia. Can J Cardiol. 2006 Mar 1;22(3):212-6.

(45) Guize L, Pannier B, Thomas F, Bean KB, Jégo B, Benetos A. Recent advances in metabolic syndrome and cardiovascular disease. Arch Cardiovasc Dis. 2008 Sep;101(9):577-83.

(46) Sammouda H, Jacobs J, Dadoun F, Schierloh U, Chafai R, Vervier JF & al. Syndrome métabolique et inflammation chez l'enfant : prendre en charge le poids pour mieux gérer le risque. Diabetes Metab. 2011 Mar; 37(1),Suppl1: A95.

(47) Druet C, Dabbas M, Baltakse V, Payen C, Jouret B, Baud C & al. Insulin resistance and the metabolic syndrome in obese french children. Clin Endocrinol (Oxf). 2006 Jun;64(6):672-8.

(48) Papoutsakis C, Yannakoulia M, Ntalla I, Dedoussis GV. Metabolic syndrome in a mediterranean pediatric cohort : prevalence using international diabete federation derived criteria and association with adiponectin and leptin. Metabolism. 2012 Feb;61(2):140-5.

(49) López-Capapé M, Alonso M, Colino E, Mustieles C, Corbatón J, Barrio R. Frequency of the metabolic syndrome in obese Spanish pediatric population. Eur J Endocrinol. 2006 Aug; 155(2):313-9.

(50) Nasreddine L, Ouaijan K, Mansour M, Adra N, Sinno D, Hwalla N. Metabolic syndrome and Insulin Resistance in Obese Prepubertal Children in Lebanon: A primary health concern. Ann Nutr Metab. 2010;57(2):135-42.

(51) Al-Isa A, Akanji AO, Thalib L. Prevalence of the metabolic syndrome among female Kuwaiti adolescents using two different criteria. Br J Nutr. 2010 Jan;103(1):77-81.

(52) Xu YQ, Ji CY. Prevalence of the metabolic syndrome in secondary school adolescents in Beijing, China. Acta Paediatr. 2008 Mar;97(3):348-53.

(53) Juárez-López C, Klünder-Klünder M, Medina-Bravo P, Madrigal-Azcárate A, Mass-Díaz E, Flores-Huerta S. Insulin resistance and its association with the components of the metabolic syndrome among obese children and adolescents. BMC Public Health. 2010 Jun 7;10:318.

(54) Villa-Roel C, Buitrago A, Rodríguez DC. Prevalence of metabolic syndrome in scholars from Bucaramanga, Colombia : a population based study. BMC Pediatr. 2009 Apr 21;9:28.

(55) Kapil U, Kaur S. Prevalence of pediatrics metabolic syndrome: amongst children in the age group of 6-18 years belonging to high income group residing in national capital territory of Delhi. Indian J Pediatr. 2010 Sep;77(9):1041.

(56) Moraes AC, Fulaz CS, Netto-Oliveira ER, Reichert FF. Prevalence of metabolic syndrome in adolescents: a systematic review. Cad Saude Publica. 2009 Jun;25(6):1195-202.

(57) Aboul Ella NA, Shehab DI, Ismail MA, Maksoud AA. Prevalence of metabolic syndrome and insulin resistance among Egyptian adolescents 10 to 18 years of age. J Clin Lipidol. 2010 May-Jun;4(3):185-95.

(58) Belo VA, Luizon MR, Carneiro PC, Gomes VA, Lacchini R, Lanna CM & al. Effect of metabolic syndrome risk factors and MMP-2 genetic variations on circulating MMP-2 levels in childhood obesity. Mol Biol Rep. 2013 Mar;40(3):2697-704.

(59) Jamoussi H, Mahjoub F, Sallemi H, Berriche O, Ounaissa K, Amrouche C & al. Metabolic syndrome in tunisian obese children and adolescents. Tunis Med. 2012 Jan;90(1):36-40.

(60) Al-Daghri NM, Al-Attas OS, Alokail MS, Alkharfy KM, Draz HM. Relationship betwwen resistin and aPAI-1 with insulin resistance in Saudi chidren. Pediatr Int. 2010 Aug;52(4):551-6.

(61) Reaven GM. Insulin resistance : the link between obesity and cardiovascular disease. Med Clin North Am. 2011 Sep;95(5):875-92.

(62) Ftouhi B, Zidi W, Elasmi M, Zayani Y, Ounifi S, Slimen H & al. Association entre l'indice de masse corporel et le syndrome métabolique. Diabetes Metab. 2010 Mar;36,Suppl(1):A108.

(63) Kressel G, Trunz B, Bub A, Hülsmann O, Wolters M, Lichtinghagen R & al. Systemic and vascular markers of inflammation in relation to metabolic syndrome and insulin resistance in adults with elevated atherosclerosis risk. Atherosclerosis. 2009 Jan;202(1):263-71.

(64) Harrabi I, Maatoug J, Gaha R, Ghannem H. Comparative study of cardiovascular disease risk factors profiles among urban and rural school children of Sousse. Atherosclerosis Supp. 2007 Jun;8(1):122.

(65) Manu P, Tsang J, Napolitano BA, Lesser ML, Correll CU. Predictors of insulin resistance in the obese with metabolic syndrome. Eur J Intern Med. 2010 Oct;21(5):409-13.

(66) Esteghamati A, Ashraf H, Esteghamati AR, Meysamie A, Khalilzadeh O, Nakhjavani M & al. Optimal threshold of homeostasis model assessment for insulin resistance in an iranian population : the implication of metabolic

syndrome te detect insulin resistance. Diabetes Res Clin Pract. 2009 Jun;84(3):279-87.

(67) Ahluwalia N, Andreeva VA, Kesse-Guyot E, Hercberg S. Dietary patterns, inflammation and the metabolic syndrome. Diabetes Metab. 2013 Apr;39(2):99-110.

(68) Guillausseau PJ. Marqueurs du risque de développement d'un diabète de type 2: interet des indices HOMA. Le journal faxé de l'endocrinologue. [en ligne]. 19 Septembre 2008, [consultée le 12/01/2013]. Disponibilité sur Internet : < http://www.regifax.fr/journaux/pdf/8/E190908.pdf >

(69) Garcés C, Cano B, Granizo JJ, Benavente M, Viturro E, Gutiérrez-Guisado J & al. Insulin and HOMA in Spanish prepubertal children: Relationship with lipid profile. Clin Biochem. 2005 Oct;38(10):920-4.

(70) Gueugnon C, Mougin F, Simon-Rigaud ML, Regnard J, Nègre V, Dumoulin G. Effects of an in-patient treatment program based on regular exercise and a balanced diet on high molecular weight adiponectin, resistin levels, and insulin resistance in adolescents with sever obesity. Appl Physiol Nutr Metab. 2012 Aug;37(4):672-9.

(71) Budak N, Oztürk A, Mazicioglu M, Yazici C, Bayram F, Kurtoglu S. Decreased high density lipoprotein cholesterol and insulin resistance were the most common criteria in 12-19years-old adolescents. Eur J Nutr. 2010 Jun;49(4):219-25.

(72) Rudzka-Kocjan A, Szarras-Czapnik M, Ginalska-Malinowska M. Estimation of the correlation of insulin resistance and selected adipocytokines in childern with simple obesity. Endokrynol Diabetol Chor Przemiany Materii Wieku Rozw. 2006;12(3):211-5.

(73) Liu GL, Fu XH, Jiang LH, Ma XC, Yang JY. Serum resistin concentration and insulin resistance in obese children. Zhonghua Er Ke Za Zhi. 2006 Feb;44(2):114-7.

(74) Reinehr T, Roth CL, Menke T, Andler W. Resistin concentrations before and after weight loss in obese children. Int J Obes (Lond). 2006 Feb;30(2):297-301.

(75) Chrzanowska J, Zubkiewicz-Kucharska A, Noczyńska A. Adipocytokines concentration and metabolic parameters in obese children. Pediatr Endocrinol Diabetes Metab. 2011;17(3):145-51.

(76) Gerber M, Boettner A, Seidel B, Lammert A, Bär J, Schuster E & al. Serum resistin levels of obese and lean children and adolescents : biochemical analysis and clinical relevance. J Clin Endocrinol Metab. 2005 Aug;90(8):4503-9.

(77) Vogeser M, König D, Frey I, Predel HG, Parhofer KG, Berg A. Fasting serum insulin and homeostasis model of insulin resistance (HOMA-IR) in the monitoring of lifestyle interventions in obese persons. Clin Biochem. 2007 Sep;40(13-14):964-8.

(78) Meshkani R, Adeli K. Hepatic insulin resistance, metabolic syndrome and cardiovascular disease. Clin Biochem. 2009 Sep;42(13-14):1331-46.

(79) Beckers S, De Freitas F, Zegers D, Verrijken A, Peeters AV, Peiffer F & al. Identification and functional characterization of a missense mutation in resistin in two patients with severe obesity and insulin resistance. Eur J Endocrinol. 2011 Jun;164(6):927-36.

(80) Liu R, He B, Gao F, Liu Q, Yi Q. association of the resistin gene promoter region polymorphism with Kawasaki disease in Chinese children. Mediators Inflamm. 2012;2012:356-62.

(81) Valentin Barquissau, Béatrice Morio. Physiopathologie de l'insulinorésistance dans le muscle squelettique et implication des fonctions mitochondriales. *Nutr Clin Metabol.* 2011 Sep; 25 (3):114-30.

(82) Bastard JP, Vidal H. Adipokines, inflammation et insulinorésistance dans l'obésité. Sang thrombose vaisseaux. 2004; 16,1:36-41

(83) Tzanavari T, Giannogonas P, Karalis KP. TNF-alpha and obesity. Curr Dir Autoimmun. 2010 ;11 :145-56

(84) Division d'endocrinologie et du métabolisme, Hôpital Saint Michèle Canada. (Page consultée le 18/05/2013). Archives,[en ligne]. http://www.endocrinologieconferences.ca/crus/Endofr_09_08.pdf

(85) John Libbey eurotext. (Page consultée le 18/05/2013). Revues,[en ligne]. www.jle.com/fr/print/le-docs/00/02/E6/B6/article.phtml

(86) Arnaiz P, Marin A, Pino F, Barja S, Aglony M, Navarrete C & al. Waist height ratio, ultrasensitive c reactive protein and metabolic syndrome in children. Rev Med Chil. 2010 Nov ;138,11 :1378-85.

(87) DeBoer MD, Gurka MJ, Sumner AE. Diagnosis of the metabolic syndrome is associated with disproportionately high levels of high sensivity C-reactive protein in non hispanic black adolescents. Diabetes Care. 2011 Mar ;34 :734-40.

(88) Li M, Fisette A, Zhao XY, Deng JY, Mi J, Cianflone K. Serum resistin correlates with central obesity but weakly with insulin resistance in Chinese children and adolescents. Int J Obes (Lond). 2009 Apr;33(4):424-39.

(89) Roth CL, Kratz M, Ralston MM, Reinehr T. Changes in adipose derived inflammatory cytokines and chemokines after success lifestyle intervention in obese children. Metabolism. 2011 Apr;60(4):445-52.

(90) Clément K, Vignes S. Inflammation, adipokines et obésité. Rev Med Interne. 2009 Sep;30(9):824-32.

(91) Galcheva SV, Iotova VM, Yotov YT, Bernasconi S, Street ME. Circulating pro inflammatory peptides related to abdominal adiposity and cardiometabolic risk factors in healthy prepubertal children. European Journal of Endocrinology. 2011;164:553-8.

(92) Ros Pérez M, Medina-Gómez G. Obesity, adipogenesis and insulin resistance. Endocrinol Nutr. 2011 Aug-Sep;58(7):360-9.

(93) Fontana L, Eagon JC, Trujillo ME, Scherer PE, Klein S. Visceral fat adipokine secretion is associated with systemic inflammation in obese humans. Diabetes. 2007 Apr;56(4):1010-3.

(94) Azimi-Nezhad M, Herbeth B, Siest G, Dadé S, Ndiaye NC, Esmaily H & al. High prevalence of metabolic syndrome in Iran in comparision with France. Metab Syndr Relat Disord. 2012 Jun;10(3):181-8.

(95) Esmaillzadeh A, Mirmiran P, Azadbakht L, Etemadi A, Azizi F. High prevalence of the metabolic syndrome in iranian adolescents. Obesity (Silver Spring). 2006 Mar;14(3):377-82.

(96) Kalupahana NS, Moustaid-Moussa N, Claycombe KJ. Immunity as a link between obesity and insulin resistnace. Mol Aspects Med. 2012 Feb;33(1):26-34.

(97) Cizmecioğlu FM, Hatun S, Kalaça S. Metabolic syndrome in obese turkish children and adolescent : comparaison of two daignostic models. Turk J Pediatr. 2008 Jul-Aug;50(4):359-65.

(98) Agirbasli M, Cakir S, Ozme S, Ciliv G. Metabolic syndrome in Turkish children and adolescents. Metabolism. 2006 Aug;55(8):1002-6.

(99) Torres MD, Tormo MA, Campillo C, Carmona MI, Torres M, Reymundo M, & al. Etiological and cardiovascular risk factors in obese children from Extremadura in Spain. Rev Esp Cardiol. 2008 Sep;61(9):923-9.

(100) Rubin DA, McMurray RG, Hackney AC, Harrell JS. Relationship between cardiovascular risk factors and adipokines in adolescents. Horm Res Paediatr. 2011;76(2):123-9.

(101) Norata GD, Raselli S, Grigore L, Garlaschelli K, Dozio E, Magni P & al. Leptin : adiponectin ratio is an independent predictor of intima media thickness of the common carotid artery. Stroke. 2007 Oct;38(10):2844-6.

(102) Uwaifo GI, Fallon EM, Chin J, Elberg J, Parikh SJ, Yanovski JA. Indice of insulin action, disposal, and secretion derived from fasting samples and clamps in normal glucose tolerant black and white children. Diabetes Care. 2002 Nov;25(11):2081-7.

(103) Longo-Mbenza B, Nkongo Mvindu H, Kasiam On'kin JB, Bikuku N, Kianu Phanzu B, Nge Okwe A & al. The deleterious effects of physical inactivity on elements of insulin resistance and metabolic syndrome in Central Africans at high cardiovascular risk. Diabetes Metab Syndr. 2011 Jan-Mar;5(1):1-6.

ANNEXES

ANNEXE 1.

```
┌─────────────────────────────┐
│      Fiche d'information     │
└─────────────────────────────┘
```

Signature précédée de « lu et approuvé »

Participant mineur :   **Parents (ou tuteurs)**

Nom:…………………………………   Nom:…………………………………

Prénom:…………………………………   Prénom:…………………………………

Signature du participant mineur   **Signature des parents (ou tuteurs)**

ANNEXE 2.

Accord de participation : Enfant et Parent

Je soussigné .... autorise mon enfant........................... né(e) le .... domicilié à .... à participer au projet de l'obésité réalisé au Service d'Exploration Fonctionnelle de l'Effort de l'hôpital Farhat Hached de Sousse sous la direction de M. Zouhair TABKA, PH, Professeur Universitaire.

Je déclare :

- que l'un des responsables de cette étude m'a expliquée en détail le protocole,

- qu'il m'a notamment fait connaître :

 • l'objectif, la méthode et la durée de l'étude.

 • mon droit de refuser sa participation.

 • que mon enfant ne sera pas autorisé à participer à d'autres études cliniques pendant toute la durée de l'étude.

- que j'ai répondu en toute bonne foi à sa participation à d'autres études.

Les informations relatives à l'étude recueillies par l'investigateur sont traitées confidentiellement. J'accepte que ces données puissent faire l'objet d'un traitement informatisé anonyme.

Après avoir discuté librement et obtenu réponse à toutes mes questions, j'accepte en toute connaissance de cause que mon enfant participe à cette étude.

Fait à ...., le ....

Signature précédée de « lu et approuvé »

Signature du participant mineur   Signature des parents (ou tuteurs)

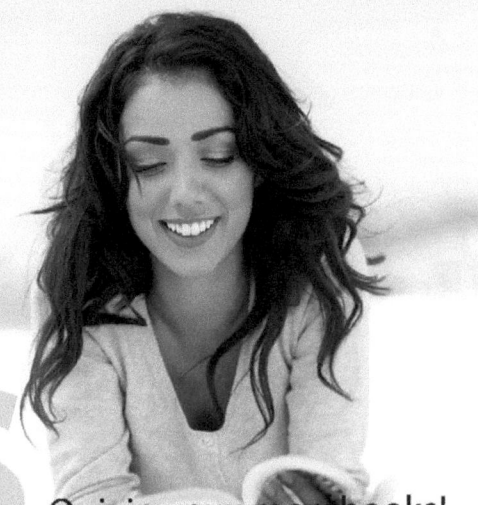
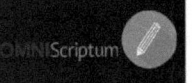

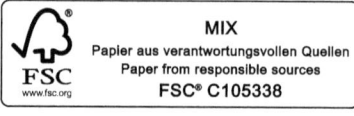
Printed by Books on Demand GmbH, Norderstedt / Germany